望京醫鏡

曹炜

风湿病临证精粹

曹炜 范肃 智恺 / 主编

北京科学技术出版社

图书在版编目（CIP）数据

风湿病临证精粹／曹炜，范肃，智恺主编. -- 北京：
北京科学技术出版社，2025. -- ISBN 978-7-5714-4707
-6

Ⅰ. R259. 932. 1

中国国家版本馆 CIP 数据核字第 202576XX84 号

策划编辑：张　田
责任编辑：严　丹
责任校对：祝　文
责任印制：李　茗
封面设计：米　乐
版式设计：美宸佳印
出 版 人：曾庆宇
出版发行：北京科学技术出版社
社　　址：北京西直门南大街 16 号
邮政编码：100035
电　　话：0086-10-66135495（总编室）　0086-10-66113227（发行部）
网　　址：www. bkydw. cn
印　　刷：北京中科印刷有限公司
开　　本：850 mm×1168 mm　1/32
字　　数：134 千字
印　　张：7. 125
版　　次：2025 年 6 月第 1 版
印　　次：2025 年 6 月第 1 次印刷
ISBN 978-7-5714-4707-6

定　　价：69. 00 元

望京醫鏡

编写委员会

顾　问
黄璐琦　朱立国　孙树椿

主　任
李　浩　高景华

副主任（按姓氏笔画排序）
全洪松　杨克新　张　清　赵　勇　俞东青　曹　炜
谢　琪　薛侗枚

指导委员会 （按姓氏笔画排序）

朱云龙　刘祖发　安阿玥　杨国华　肖和印　吴林生
邱模炎　张　宁　张世民　张兴平　陈　枫　周　卫
胡荫奇　夏玉清　徐凌云　高　峰　程　玲　温建民
魏　玮

组织委员会 （按姓氏笔画排序）

丁品胜　于　杰　于忱忱　王　敏　王朝鲁　叶琰龙
朱雨萌　朱钟锐　刘光宇　刘劲松　刘桐辉　孙　婧
张　茗　张兆杰　金秀均　郎森艳　徐一鸣　焦　强
魏　戍

工作委员会 （按姓氏笔画排序）

王　浩　王宏莉　王尚全　王春晖　王德龙　冯敏山
朱光宇　刘　涛　刘世巍　刘惠梅　刘燊伊　张　平
张　然　张　磊　范　肃　秦伟凯　栾　洁　高　坤
郭　凯　梁春玲　蒋科卫　谭展飞　潘珺俊

《风湿病临证精粹》

编 者 名 单

主 编

曹 炜 范 肃 智 恺

副主编

魏光成

编 者（按姓氏笔画排序）

马 锐	王欣妍	石金杰	朱 珂	安 逸	杜杰扬
李险峰	李晓旭	杨 越	杨宏宇	张 晶	张智龙
张解玉	张馨文	陈 凯	押玉珑	范 肃	周妍彤
赵珈禾	唐先平	曹 炜	彭九程	葛 琳	智 恺
魏光成					

黄　序

　　中医药学包含着中华民族几千年的健康养生理念及其实践经验，是中华文明的瑰宝，凝聚着中国人民和中华民族的博大智慧，是中华民族的伟大创造。作为世界传统医药的杰出代表和重要组成部分，自古以来，中医药以其在疾病预防、治疗、康复等方面的独特优势，始终向世界传递着中华民族的生命智慧和哲学思想，为推动人类医药卫生文明作出了巨大贡献。党中央、国务院历来高度重视中医药工作，党的十八大以来，中医药传承发展进入新时代，中医药高质量发展跑出"加速度"。每一个中医药发展的高峰，都是各时期中医药人才在传承创新中铸就的，历代名医大家的学术经验是中医药学留给我们的宝贵财富，应当"继承好、发展好、利用好"。

　　中国中医科学院望京医院（简称"望京医院"）历经四十余年的传承发展和文化积淀，学术繁荣、名医荟萃，尤其是以尚天裕、孟和为代表的中医骨伤名家曾汇聚于此，留下了许多宝贵的临证经验、学术思想、特色疗法。为贯彻落实党中央、国务院有关中医药传承创新发展的战略部署，望京医院以"高水平中医医院建设项目"为契机，设立"名老医药专家学术经验传承"专项，成立丛书编写委员会，编撰"望京医镜"系列丛书。本套丛书旨在追本溯源、立根铸魂，挖掘整理名医名家经验，探寻中医名家传承谱系及其学术发展脉络，促进传承经验的多途径转化。丛书记录了诸多鲜活的医论、医案、医方，是望京医院中医名家毕生心血经验之凝结，且对中医药在现代医学体系中的价值进行了深入探讨和崭新诠释，推动了中医理论发展，是兼具传承性、创新性、实用性和系统性的守正创新之作，可以惠及后辈、启迪后学。

医镜者，"晓然于辨证用药，真昭彻如镜"，希望"望京医镜"丛书能让广大中医药工作者读后有"昭彻如镜"之感。相信本套丛书的出版能使诸多中医名家的经验成果、思想精髓释放出穿透岁月、历久弥新的光彩，为促进中医药学术思想和临床经验的传承，加快推动中医药事业传承创新发展、共筑健康中国贡献智慧和力量。

中国工程院院士

中国中医科学院院长

2024 年 10 月

朱　序

　　中医药学是中华文化智慧的结晶，在几千年与疾病的斗争中不断发展壮大，成为维护人类健康的重要力量。中医药的整体观念与辨证施治的思维模式具有丰厚的中国文化底蕴，体现了自然科学与社会科学、人文科学的高度融合和统一，这正是中医药顽强生命力之所在，也是中医药发挥神奇功效的关键。其实践历经数千年而不衰，并能世代传承不断发展，与经得起检验的良好临床疗效密不可分。

　　《"健康中国2030"规划纲要》明确提出要"充分发挥中医药独特优势"，弘扬当代名老中医药专家的学术思想和临床诊疗经验，推进中医药文化传承与发展。"望京医镜"系列丛书的编写正是我院推进中医药传承与创新的一项重要举措。

　　本套丛书的编写得到了中国中医科学院及望京医院各级领导的大力支持，涵盖骨与关节退行性疾病、风湿病、老年病、心血管病、肾病等专科专病，将我院全国名老中医、首都名中医等专家的临证经验、学术思想、用药经验、特色疗法等进行了挖掘与整理，旨在"守正创新、传承精华"，拓展中高级中医药专业技术人员的专业知识和技能，提升专业水平能力，更好地满足中医药事业传承发展需求和人民健康需要。

本套丛书不仅是对临床经验的系统梳理与总结，更是对中医药在现代医学体系中的价值进行的深入诠释与再认识。这些积累与研究，旨在推动中医药在专科专病方面取得更大的进展，并为现代医学提供更加广泛和深刻的补充与支持。

希望本套丛书能为中医药学术界提供启发，成为从事科学研究和临床工作的中医专业人员的有益参考，同时为患者带来更加有效的治疗方案，贡献中医药的智慧与力量。

中国工程院院士

2024 年 9 月

中医药学是中国古代科学的瑰宝，也是打开中华文明宝库的钥匙。习近平总书记号召我们中医药工作者要"把中医药这一祖先留给我们的宝贵财富继承好、发展好、利用好，在建设健康中国、实现中国梦的伟大征程中谱写新的篇章"。

中国中医科学院望京医院成立于 1997 年，秉承"博爱、敬业、继承、创新"的院训精神，不断发展，目前已经成为一所以中医骨伤科为重点，中医药特色与优势显著，传统与现代诊疗技术相结合的三级甲等中医医院。历任领导非常重视对名医学术思想的挖掘与传承工作。本次由望京医院组织编写的"望京医镜"系列丛书，就是对建院以来诸多名医名师临证经验和典型医案的全面总结。

本套丛书覆盖了中医临床多个学科，从临床案例到理论创新，都作了较为详尽的论述，图文并茂，内容丰富，在注重理论阐述的同时，也强调了临床实践的重要性；同时深入剖析了名医们的医术精髓，揭示其背后的科学原理与人文关怀。本套丛书汇聚了众多中医领域的权威专家学者参与编写，他们不仅学术造诣深厚，更在临床实践中积累了丰富的经验。正是由于这些专家的鼎力支持，本套丛书才既具有学术权威性，又贴近临床实际，具有很高的实用价值。

相信本套丛书的出版与发行必将对中医学科的传承发展大有裨益，愿为之序。

全国名中医

中国中医科学院首席研究员

2024 年 10 月

20 世纪 70 年代末，百废待兴、百业待举，为推广中西医结合治疗骨伤科疾病的临床经验，在周恩来总理、李先念副总理等老一辈党和国家领导人的关怀下，成立了中西医结合治疗骨关节损伤学习班，集结了冯天有、尚天裕等一批杰出的医学大家，随后成立了中国中医研究院骨伤科研究所（简称"骨研所"），全国中西医骨伤名家齐聚，开辟了以爱兴院、泽被苍生、薪火相传的新篇章。凡此种种，都发生在北京东直门海运仓的一座小楼内；但与这座小楼相距不过十余里的一片村落与田地中，有一所中医院校与一所附属医院也在冒芽待生。

当时，"望京"还是一片村落，并不是远近闻名的"北京发展最快区域""首都第二 CBD"，其中最核心的区域"花家地"还是一片农田，其命名来源是"花椒地"还是"苇家地"都已难以考证；但无论是"花家地"还是"花椒地"，地上种的究竟是不是花椒已不重要，人们对于这片土地的热爱与依赖，成为了这片土地能够留下名字的重要原因。20世纪80年代后期，花家地的"身份"迎来了360度转变，并在20世纪90年代一跃成为当时北京人口最密集、规模最大的居民区，唯一的现代化社区，曾被冠名为"亚洲最大的住宅社区"。其飞速发展和惊人变化，用"日新月异"来形容都略显寡淡。那田地中的院校，也从北京针灸学院更名为了北京针灸骨伤学院，成为了面向国内外培养中医针灸和骨伤科高级人才的基地；那田地中的医院，也建起了宏伟的大楼，满足着望京众多百姓的就医需求。1997年，中国中医研究院骨伤科研究所、北京针灸骨伤学院骨伤系、北京针灸骨伤学院附属医院合并，正式成立中国中医研究院望京医院，后更名为中国中医科学院望京医院。

时至今日，骨研所、骨伤系、附属医院的脉络赓续相传，凝聚成望京医院发展壮大的精神血脉，凝聚在"博爱、敬业、继承、创新"的院训精神中，更希望可以凝聚在一套可以流传多年、受益后人的文字之中，所以我们组织全院之力编纂了这套丛书，希望可以凝练出众多前辈的学术思想、医德仁术，为后生所用、造福患者。这套丛书汇集了尚天裕、孟和、蒋位庄、朱云龙、孙树椿等老一辈名医的经验，收录了朱立国、刘祖发、安阿玥、李浩、杨国华、肖和印、吴林生、邱模炎、张宁、陈枫、周卫、赵勇、胡荫奇、夏玉清、徐凌云、高峰、曹炜、程玲、温建民、魏玮等中生代名医的经验。丛书名为

"望京医镜"，医镜者，医者之镜也。我们希望通过著书立说，立旗设镜，映照出名老医药专家的专长疗法、学术思想、人生体悟，启示后人，留下时代画卷中望京医院传承脉络浓墨重彩的一笔，成为医学新生代可学可照之明镜，将"继承好、发展好、利用好"中医药传承创新落到实处。

丛书编写委员会

2024 年 10 月

序

风湿之疾，古称痹病，《天回医简》见其方论，《黄帝内经》立有专篇。风湿病为中医学最早认识的疾病之一，历代医家积累了丰富的诊疗经验，然风湿病病机复杂，病程缠绵，至今仍是困扰医患双方的医学难题，严重影响患者的生活质量。我从事风湿免疫病相关临床与科研工作近30年，真切体会到这类疾病诊疗之艰难，也对患者的痛苦感同身受。为更好地帮助患者，编写团队梳理风湿病之承嬗离合，并将我本人的一点临床心得分享出来，编著为《风湿病临证精粹》，希望本书能够成为风湿病诊疗与科普的有益之作。

医学的发展离不开经验的积累，医师的成长离不开对前辈经验的继承。在风湿免疫学领域，我曾有幸跟随路志正、张乃峥、冯兴华、胡荫奇、王承德等中西医名家学习，他们的言传身教让我受益匪浅。山高海深，饮水思源，本书特设专篇对诸位前辈名家的学术思想进行概述，以表敬意。如果将来我能在这一领域有所建树，都得益于老师们当年的谆谆教诲和悉心指导。

在继承诸位前辈名家学术经验的基础上，在反复的临床实践中，我也逐渐形成了一些自己的见解。本书提出的"双元"理论，以脾肾元气为核心，揭示当代风湿病"双元俱虚"之关键病机，确立"脾肾同调"之治疗要旨。既承"脾为后天之本，肾为先天之本"之旨，又结合现代医学研究，力求在传承中创新发展。书中各病种之"临床体会"与"辨治思路"均由此论展开。希望以本书为媒介，与各位同道切磋，共同推动风湿病防治水平的提升。

风湿病多为慢性病，慢病管理是一场持久战，需要医患携手，共同努力。"未病先防，瘥后防复"是中医学治未病的重要理念，本书的"预防调护"与"医患问答"部分秉承这一宗旨，试图以通俗易懂的语言，解答患者的常见疑问，并给出具体的调护建议。此外，书中精选了部分典型医案，希望能为基层中医医师及医学生提供参考。

当今医学发展日新月异，虽然生物制剂等新兴药物在炎症控制方面卓有成效，然中医学整体施治、补益脾肾、双元同调之法，在减少药物毒副作用、提高疗效、降低复发率等方面独具优势。本书立足中医学根本，兼收现代医学之长，力图为风湿病的中西医结合治疗做一些有益的尝试。

"健康所系，性命相托"，作为医者，唯有不断精进医术，方能不负患者所托，践行医者初心。本书的出版，若能为基层医务工作者提供一些借鉴，为风湿病患者带来一些帮助，我心足矣。

是为序。

曹纬

2025 年 4 月清明于北京

风湿病是一类严重影响人类健康的慢性疾病，其病机复杂、病程迁延、致残率高，给患者带来了很大痛苦。中医学对风湿病的认识和治疗实践历史悠久，历代医家积累了丰富的经验。曹炜教授从事中医风湿病学临床与科研工作近30年，曾跟随路志正、张乃峥、冯兴华、胡荫奇、王承德等中西医名家学习，在传承经典理论与名师经验的基础上，结合现代医学研究，积累了一定的临床经验。本书系统梳理了曹炜教授对常见风湿病的诊疗经验和心得体会，旨在为中西医结合诊疗风湿病的临床实践提供新思路，帮助患者更好地认识和防治风湿病。

本书主要面向从事风湿病临床工作的基层医务工作者和罹患风湿病的患者，以实用为基本目的，全书共分为3章。

第一章为学术思想，共2节，介绍了曹炜教授的学术思想和学术渊源。第一节详细论述了"双元"理论的内涵。第二节对路志正、张乃峥、冯兴华、胡荫奇、王承德5位中西医名家的学术思想以及曹炜教授对这些学术思想的传承和创新进行了系统整理。

第二章为临证心得，共 13 节，分别介绍了曹炜教授治疗类风湿关节炎、系统性红斑狼疮、痛风、强直性脊柱炎、干燥综合征、风湿性多肌痛、系统性硬化、银屑病关节炎、成人斯蒂尔病、骨关节炎、骨质疏松症、产后风湿、腰椎间盘突出症的临床体会和辨治思路，为了更好地帮助广大患者，在本章的每个小节特别设立了"预防调护"和"医患问答"两个部分，对患者关心的日常防治和其他问题进行了解答。

第三章为医案精选，共 7 节，用 14 个典型病案，对曹炜教授治疗风湿病的学术思想和诊疗经验进行了生动阐释。

由于水平有限，在编写过程中难免挂一漏万，如有错讹疏漏之处，敬请各位同道批评指正。

编　者

2025 年 3 月

目 录

第一章　学术思想

第一节　"双元"理论

曹炜教授在充分学习和传承中医药学术精华和名老中医学术经验的基础上，基于肾为"元气之根"，脾为"元气之本"，认为脾肾元气衰败是诸多风湿免疫病发生发展的共同病机，提出"脾肾双元"理论。针对当前生物制剂等新兴药物在炎症控制、病情缓解等方面优势突出的现状，积极寻找中西医结合治疗的优势环节，发挥中医补益脾肾的优势，形成风湿免疫病防治新观点；中西医结合治疗在减少药物毒副作用、提高临床疗效、降低疾病发作频率等方面取得了新突破。

一、"双元"理论基本内涵

元气，即"原气""真气"，化生于先天，充养于后天，是人体生命活动的原动力及物质基础。元气的充盛与否和脾肾二脏关系最为密切。

1. "肾元"的内涵

"肾元"一词首见于《洞真太上素灵洞元大有妙经》，"足者，肾元之灵关也"。自宋代以来，"肾元"一词广泛见于医书，《太平惠民和剂局方》中秘传降气汤有"酒色无节，损耗肾元"一说，《类证活人书》多从"肾元"论述。元、明以来，朱丹溪相火论、赵献可命门学说等学说的提出丰富和拓展了肾元的内涵。张景岳指出"人以肾为根蒂，元气之所由生也"，明确了肾与元气的关系。

2. "脾元"的内涵

"脾元"一词首见于《灵宝无量度人上品妙经》，"中央土皇，厥号镇星，荣养脾元"。自宋代以来，"脾元"一词广泛见于医书，《太平惠民和剂局方》中十华散、大七香圆、养气丹、朴附圆、北亭圆等条目均提及脾元。金元时期医家李东垣基于脾元阐发阴火学说，丰富和拓展了脾元的内涵。

二、"双元"论疾，分期析机

曹炜教授认为风湿免疫病发生发展的根本原因在于脾肾双元不足，缓解期多因虚而有留滞之患，活动期多与相火妄动有关。

1. 元虚为本

肾为先天之本，脾为后天之本，脾肾元气相互滋养，相互促进，共同维持人体生命活动。元气根于肾，依赖于肾中精气化生，《素问·上古天真论》云"肾者主水，受五脏六腑之精而藏之"，肾精充足，五脏六腑得以滋养，元气化生有源；元气本于脾胃，《脾胃论》曰"元气之充足，皆由脾胃之气无所伤，而后能滋养元气"，脾土运化，为气血生化之源，脾健则气血充盈，元气充养有助。脾肾双元亏虚，则气血生化乏源，脏腑失于充养，正气不足，外邪易侵，风湿之邪乘虚而入，引动相火，发为风湿免疫病。因此，脾肾双元亏虚为风湿免疫病的发病之本。

2. 留滞为枢

元虚可生滞病，王永炎教授将这种情况概括为"虚气留滞"，风湿免疫病多有此类情况。虚气者，正气不足，气血运行不畅，留滞于关节、经络，形成瘀血、痰浊等病理产物。《金匮要略》云："风湿相搏，身体疼烦，不能自转侧。"此即风湿之邪留滞关节，导致疼痛、僵硬、活动受限等症状。缓解期患者多见关节疼痛、僵硬、活动不利，舌质暗红，脉涩等症，此皆虚气留滞之象。虚气留滞是风湿免疫病缓解期的基本病理状态，多瘀、多郁为其特点。虚气留滞易引动相火，也是风湿免疫病反复发作之枢。

3. 相火为机

风湿免疫病活动期，多以相火妄动为发病之机。《素问·阴阳应象大论》云："阴在内，阳之守也；阳在外，阴之使也。"阴阳失衡，阴不制阳，则虚火内生。李东垣在《脾胃论》中提出："火与元气不两立，一胜则一负。"元气亏虚，相火妄动，二者一胜一负，形成风湿免疫病活动期的病理特点。

三、治从"双元"，标本兼施

脾元与肾元关系密切。《素问·五脏生成》云："肾之合骨也，其荣发也，其主脾也。"脾为土脏，肾为水脏，土能制水，肾水受到脾土的制约，同时肾中命门之火又有温养脾土的作用，脾肾相生相克，互相资养，互相制约，共同维护人体内环境的稳态。总体而言，脾元与肾元的关系表现在以下3个方面：双元互赞，扶正调态；双元驱动，强健气机；双元为核，制火衡元。

1. 双元互赞，扶正调态

肾为先天之本，脾为后天之本，二者在生理上互滋互助，在病理上相互影响。李中梓指出脾肾有"相赞之功能"，脾肾二脏安和，则"一身皆治，百疾不生"。脾肾相赞，故在疾病的治疗中应重视脾肾，健脾与补肾并行，以达到先天温后天、后天养先天的功效。当阴阳失衡，人体内环境的平衡被打破时，就会出现各种"偏态"。基于"双元"理论，针对广泛存在的脾肾不足之偏态，应宏观调态，从整体上扶助患者正气，调整患者偏态，为患者的康复创造有利条件。

2. 双元驱动，强健气机

脾居中焦，为气血生化之源，与胃共为气机升降之枢，脾中元气作为人体元气的主要组成部分，有促进水谷精微运化及水液代谢、统摄血液、升输精微、升举内脏的作用。肾居下焦，为气之根，肾元是维持人体生命活动的物质基础。脾元与肾元共同构成人体气机的动力之源。风湿免疫病缓解期，因虚而多滞病，治疗应以调补脾肾为基础，辅以行气解郁、活血化瘀之法，驱动人体气机，强健运化能力，有利于水谷精微的利用和病理产物的代谢，为患者疾病状态的康复提供有力保障。

3. 双元为核，制火衡元

脾元与肾元功能的维持和恢复，与制约妄动之相火密切相关。风湿免疫病活动期，多见相火妄动，治疗需恢复相火－元气平衡，应以调补双元为基础，或清热泻火，或引火归元，或滋阴降火，或厚土伏火，以制约相火。外邪引动相火，易表现为实火，故有时还须清热泻火。张景岳指出："虚火之病源有二……盖一曰阴虚者能发热，此以真阴亏损，水不制火也；二曰阳虚者亦能发热，此以元阳败竭，火不归源也，此病源之二也。"对于相火妄动，可以引火归元之法，借肉桂、附子等药温肾阳，引浮火归肾，平衡肾中阴阳，制约相火。《丹溪心法》云："阴虚火动者，滋阴降火为主。"滋阴降火，调和阴阳，以治其标。厚土敛火法首见于尤在泾《静香楼医案》："中气虚寒，得冷则泻，而又火升齿衄。古人所谓胸中聚集之残火，腹内积久之沉寒也。此当温补中气，俾土厚则火自敛。"

（范　肃　杨　越　张解玉　智　恺　魏光成）

第二节　名师心传

一、路志正教授学术思想传承

路志正教授是首届国医大师，中国中医科学院学部委员，全国老中医药专家学术经验继承工作指导老师，国家级非物质文化遗产传统医药项目（中医生命与疾病认知方法）代表性传承人，中医风湿病（痹病）学科的创始人之一。路志正教授擅长调理脾胃治疗各种内伤杂病和疑难病症，发展湿病理论，提出了"燥痹""产后痹"等病名，推动了中医风湿病学科的建设。曹炜教授在中国中医科学院广安门医院工作期间曾跟随路志正教授学习。

1. 路志正教授学术思想

（1）十八字诀

路志正教授在自身临证经验的基础上，提出了"持中央，运四旁，怡情志，调升降，顾润燥，纳化常"的十八字诀。"持中央，运四旁"围绕脾胃的特性和生理功能，深刻阐明了脾胃与其他脏腑、经络、气血、津液的生理、病理关系；"怡情志，调升降"强调了肝与脾的关系，体现了心身合一的治疗观念，以及在疾病状态时的治疗方法；"顾润燥，纳化常"概括了从脾胃的特性和功能两个方面来调理脾胃的方法。路志正教授认为调理脾胃是一个大的概念，用药时要注意脾胃并治，升降并用，虚实同调，消补合一，润燥适中，内外兼顾。

（2）路氏八段锦

路氏八段锦由"双手托天理三焦、左右开弓心肺调、调理脾胃须单举、双手攀足固肾腰、五劳七伤往后瞧、摇头摆尾去心火、单手推足阴阳跷、背后九颠百病消"八式动作组成。其注重调整脏腑功能，调节任督二脉和阴阳跷脉的经气，强调通过"动其梢节，行于指趾"来刺激五输穴和原穴，从而激发经络经气，推动气血运行，以疏通经络，协助脏腑平衡阴阳。其整套动作的编排更加注重强调"缓慢柔和，不用强力，平心静气，顺应自然"这种天人合一的养生理念，同时蕴含着路志正教授"调升降"的学术思想。

2. 曹炜教授传承创新

曹炜教授在痹证治疗中充分继承了路志正教授的学术思想，尤其是路志正教授在治疗"产后痹"时重视调脾、平肝、益肾的临床经验。唐代《经效产宝》中即提到"产后中风，身体疼痛，四肢萎弱不遂"。曹炜教授认为产后体虚、气血不足、脾胃虚弱是其发病的最主要病理基础，肾气亏虚、外邪侵袭、瘀血痹阻是其发病的关键，同时情志因素伴随发病全过程。经过多年临床实践，曹炜教授认为产后痹的治疗宜从补土入手，同时佐以醒脾理气之品使升降枢机运转自如，达药于病所。《诸病源候论》载："产血气俱伤，脏腑虚竭，气在内不宣，故令烦也。"强调妇女产后家庭、社会角色发生转变，身心状态均有巨大变化，故其更常为情志所困。肝气郁结，气血运行不畅，故见关节疼痛等症状，肝气郁结可伴随妇女生产前后，临床上需注重平肝舒郁，标本同治。

二、张乃峥教授学术思想传承

张乃峥教授是北京协和医院风湿免疫科主任医师，也是我国风湿病学的开拓者和奠基人，享有"中国风湿病学之父"的美誉。1959 年，张乃峥教授被派遣到苏联医学科学院（现为俄罗斯医学科学院）风湿性疾病研究所进修。回国后，他于 1969 年执笔完成了国家科学发展规划医学部分中的风湿病学发展规划，并在国内率先建立了风湿病门诊，开展了类风湿因子等实验室检查项目。改革开放初期，张乃峥教授创建了临床免疫学及风湿病学专业组，开创了我国最早的风湿病学专业，建立了风湿病学研究实验室，成立了风湿免疫科，并担任主任。从此，北京协和医院风湿免疫科逐步发展，培养了大量国内风湿病学专业的高级人才，引领了我国风湿病学的长足发展。直至今天，我国风湿病学科依旧沿着张乃峥教授设计的框架稳步前行。曹炜教授在北京协和医院风湿免疫科进修期间，曾跟随张乃峥教授学习。

1. 张乃峥教授学术思想

（1）类风湿关节炎

1960 年，张乃峥教授在国内首先建立了类风湿因子和抗透明质酸酶的测定方法，并率先使用氮芥和氯喹治疗类风湿关节炎（rheumatoid arthritis，RA）。20 世纪 80 年代，张乃峥教授积极倡导推广雷公藤制剂治疗 RA，并在 1982 年的中英风湿病学研讨会上发表了《雷公藤总甙治疗类风湿性关节炎的初步研究》。他提出，雷公藤应作为我国治疗风湿病的单用药物，组织全国大协作进行深入研究，为全球抗风湿性疾病做出贡献。1994 年，张乃峥教授与要庆平合作，发表了论文《雷公藤单体 T_4 对类风湿关节炎患者及正常人外周血单个核细胞增殖的影响》，引起了风湿病学界的广泛关注。

（2）干燥综合征

张乃峥教授主持了抗核抗体谱的建立及其临床应用的研究，并开展了干燥综合征（Sjögren's syndrome，SS）的临床研究，极大地提高了我国对风湿免疫病的认识和诊治水平。根据多年的临床经验，张乃峥教授首次在国际上提出"干燥综合征是常见风湿性疾病"的观点，并率先展开相关研究。为了了解 SS 在我国的患病率，张乃峥教授于 1992 年在北京郊区对 2066 人进行了调查。结果显示，在我国，原发性 SS 患病率为 0.29% ~0.77%，提示它是一种非常常见的风湿免疫病。

（3） 系统性红斑狼疮

张乃峥教授在国内首次完成了抗 Sm 抗体的检测，极大地提高了国内医生对系统性红斑狼疮（systemic lupus erythematosus，SLE）的认识。在 1982 年的中英风湿病学研讨会上，他报告了在我国 SLE 患者中，抗 Sm 抗体检测的临床诊断价值及其意义。根据他的临床经验，北京协和医院自 20 世纪 50 年代起便使用环磷酰胺治疗红斑狼疮。在 1999 年出版的《临床风湿病学》一书中，张乃峥教授强调了环磷酰胺在 SLE 治疗中的重要性。

2. 曹炜教授传承创新

曹炜教授在临床治疗中继承了张乃峥教授的学术思想，强调中西医并重。曹炜教授认为西医的优势在于"打靶"，即针对特定疾病靶点进行治疗；中医的优势在于"调元"，即增强患者对药物毒性的耐受性，不仅能帮助西药迅速起效，还能提高治疗效果。曹炜教授对西药治疗的剂量及用药调整时机有着深入的理解，能够根据每位患者的具体情况，精准调整药物剂量，确保药效的最大化和副作用的最小化。此外，曹炜教授非常重视不断更新自身的知识和技能，积极学习国内外最新的诊治指南和研究成果，始终站在风湿免疫病治疗的前沿；她还定期参加国内外学术会议，与行业顶尖专家交流，分享临床经验和研究进展。

三、冯兴华教授学术思想传承

冯兴华教授是中国中医科学院广安门医院风湿病科主任医师，第四批全国老中医药专家学术经验继承工作指导老师，国家中医药管理局传承博士后导师，国家中医药管理局中医风湿病重点学科学术带头人，第三届首都国医名师。师从谢海洲、方药中教授，长期从事中医风湿病的临床与研究工作，逐渐形成了痹病"贵肝"的学术思想。曹炜教授在攻读博士研究生期间曾跟随冯兴华教授学习。

1. 冯兴华教授学术思想

（1）痹病"贵肝"，治从八法

冯兴华教授基于"百病生于气""肝为气枢"的理论，在长期临床实践过程中逐渐形成痹病"贵肝"的学术思想，认为痹病的发生与现代社会生活节奏逐渐加快，人们生存压力加大相关。痹病多为慢性病，病程较长，迁延难愈，往往给患者造成严重的心理负担和精神压力。外界环境、七情内扰、气机失调、肝气失和诱发的痹病，辨证多为肝郁气滞，治疗则强调从肝论治，形成了包括疏肝理气法、疏肝健脾法、疏肝泻火法、清肝湿热法、疏肝化瘀法、平肝息风法、滋补肝肾法、滋水清肝法在内的治肝八法。

（2）病证结合，专病专方

冯兴华教授推崇岳美中先生重视辨病、善用专方之学术思想，认为专方治专病优势显著，疗效可靠，便于掌握，有很高的临床价值。临证中应先辨病，然后辨证，病证既明，再辨古今专方专药的应用。先辨病后辨证，则辨病准，辨证明，方药专，疗效高；若一味辨证，易被繁杂的症状所迷惑，心无定见，莫衷一是，致使方药朝更夕改，病无起色。如在 RA 的治疗中，冯兴华教授善用《验方新编》中的四神煎，疗效显著。

2. 曹炜教授传承创新

曹炜教授在痹病治疗中充分继承了冯兴华教授的学术思想，治疗常以疏肝为法。在调整脾肾"双元"的基础上，关注肝为"气枢"的地位，注重气机的调畅，同时注重对患者情志的疏导，强调"元真通畅"需以气血充足为基础，若缺乏足够的物质基础，一味调畅气机，则反而耗气动血，若一味补益，忽略气机的调整，则易生滞碍，补益也难见效力。在 RA 的治疗方面，曹炜教授充分继承冯兴华教授的学术经验，善用四神煎，并对四神煎的作用机制、药物组成、配伍特点、剂量、煎煮方法等进行了深入研究，并在临床实践中灵活、精准运用，效验显著。

四、胡荫奇教授学术思想传承

胡荫奇教授是主任医师，博士生导师，第三批、第四批、第五批及第六批全国老中医药专家学术经验继承工作指导老师，中国中医科学院第二批著名中医药专家学术经验传承博士后合作导师，中国中医科学院风湿免疫类疾病学术带头人，中国中医科学院首席研究员，第三届首都国医名师，中央保健会诊专家，享受国务院政府特殊津贴。曹炜教授在中国中医科学院广安门医院及中国中医科学院望京医院工作期间曾跟随胡荫奇教授学习。

1. 胡荫奇教授学术思想

（1）以病统证，宏微互参

胡荫奇教授倡导诊断规范化，与焦树德教授、路志正教授等共同提出中医风湿病的三级诊断模式，即"病类－二级病名－证候"三级诊断模式。胡荫奇教授在临床实践中，主张首先明确西医病名，在此基础上再进行中医辨证论治，更切合临床实际，也便于沟通与交流。通过把握疾病的内在规律、严重程度和治疗时机，根据疾病的轻重缓急，确定疾病的不同阶段，再根据临床表现确立证型，选择适当的治疗方法，分期论治。为实现诊断的精准化、客观化，胡荫奇教授在临床实践中发现有些实验室指标可能具有辅助辨证的意义，主张充分借助现代检验技术从微观的角度观察证候的特点，引入客观指标，并研究同一证候在不同疾病中的相同点和不同证候在同一疾病中的不同点，建立微观辨证标准，提高辨证的准确性和客观性，补充宏观辨证的不足，更好地揭示了中医证候的本质。

（2）辨因析机，重视伏邪

胡荫奇教授认为风湿病活动期的病因病机为素体荣卫亏

虚，内有虚热，风寒湿邪易感人体，邪气入里化热，或外感风寒湿邪，痹阻经络，日久不愈，蕴而化热，或湿热之邪直中入里。以上病因病机均可导致湿热痹阻经络，日久不去，蕴毒损伤经脉，故风湿病活动期应从湿热毒瘀论治。由于风湿病普遍具有临床表现复杂多样，病情顽固、缠绵难愈、反复发作的特点，故胡荫奇教授认为风湿病的发生多与伏邪有关，主张从伏邪论治风湿病。《灵枢·贼风》曰："伤于湿气，藏于血脉之中，分肉之间，久留而不去……其开而遇风寒，则血气凝结，与故邪相袭，则为寒痹。"胡荫奇教授认为其中的"故邪"即"藏于血脉之中，分肉之间"的"湿气"，可以视为伏邪致痹学说的渊源，提出六淫之邪均可"伏而致病"。

2. 曹炜教授传承创新

曹炜教授在临床实践中，重视明确西医诊断，强调在具体诊疗过程中要中西医结合，在西医诊疗思路的指导下，规范应用西医治疗；在中医诊疗思路指导下，充分发挥中医优势。在科研工作中，曹炜教授对中医诊断的客观化、标准化发展也进行了深入的研究和充分的探索，在揭示中医证候科学内涵、指导临床实践等方面取得了丰富的成果。在风湿病的治疗过程中，曹炜教授重视正气亏虚，倡导分期论治。如在产后风湿的治疗中，依据产后患者多虚、多瘀、多郁的发病特点，确立了以益气养血、调补脾肾、宁神解郁，兼顾理气活血为核心的分期诊疗思路；在临床用药方面，以八珍汤、玉屏风散等经典方剂为基础进行化裁，构建出具有中医药特色的产后风湿全病程的防治康养新方案。

五、王承德教授学术思想传承

王承德教授是 1990 年全国第一批全国老中医药专家学术经验继承人，师从著名中医药专家谢海洲教授。王承德教授跟随谢海洲教授学习 20 余年，深得谢海洲教授心传，后又在路志正教授、焦树德教授的指导下，从事中医风湿病学科的临床、科研和人才建设工作。2003 年创办北京顺天德中医医院，成为中华中医药学会风湿病分会的临床基地。2005 年开始担任风湿病分会主任委员，是我国中医风湿病学术带头人。曹炜教授在中国中医科学院广安门医院就职期间曾跟随王承德教授学习，并参与编撰风湿病的相关书籍。

1. 王承德教授学术思想

（1）痹从内生，痹必本虚

有许多痹病患者并无感受外邪的病史，王承德教授认为这是由于脾虚失运，水湿内停，久生痰浊；血虚血燥，筋骨失养，则生内风；阴精亏乏，失其滋养，阴不制阳，则生内热；阳气不足，功能衰退，阳不制阴，则生内寒；气虚失运，血运无力，则血缓脉涩，停而为瘀；或寒凝、湿阻、热煎等也可致瘀血。风、寒、湿、热、痰浊、瘀血可从内而生，留于经脉，停滞关节，闭阻气血，使痹从内生。王承德教授经多年临床观察发现，痹病的发病主要是内外合邪，而又以正虚为本，正虚复感外邪可致痹，正气虚衰，邪陷内脏则会进一步出现五脏痹。脾胃虚弱、肝肾亏虚、阴阳失调以及他脏的虚衰是痹病发病的关键。因此，痹病无论病因病机还是临床表现，均以虚为主，又常兼夹风、寒、湿、热、痰浊、瘀血等标实之象。故而扶正培本兼以祛邪是治疗痹病的基本治法。

（2）痹必夹湿，痹多夹瘀

王承德教授认为痹始于湿，病机为湿，变生于湿，治难在湿。湿之本在脾，土旺则胜湿，祛湿必先实脾，在痹病治疗的全过程中，离不开健脾化湿之法。痹必夹湿，决定了本病病程缓慢缠顽，证候变化一般较小，在治疗中须守法守方，依症之变化，稍作加减，多能获效。基于痹必夹湿的理论，王承德教授总结出治疗风湿病的 3 个基本要点：一是要健脾，二是要利湿，三是要守方。瘀血既是疾病发展过程中的病理产物，又是致病因素。王承德教授认为湿邪阻滞、寒邪凝滞、热灼津液、气虚失运等，皆可导致血脉瘀滞，留于关节，从而提出痹病多夹瘀，久病更是必瘀。

（3）痹病的辨治经验

王承德教授在痹病的辨治思路方面提出 6 个要点：明标本、辨虚实、分寒热、审体质、识病邪、查病位。治疗上以健脾化湿为基本治法，善用重剂，巧用有毒中药，配伍巧妙，活用经方。王承德教授善用有毒中药，精于对这类中药用量的把握，重视配伍，以增效减毒，如寒证常用川乌、草乌、附子、马钱子，其中附子最为常用，附子为阳药之王，是补助元阳之主药，通行十二经，对阴寒痼结、阳虚寒凝的患者，附子为首选之品，用后如太阳之出、阴翳尽消，临床常用量为 10 g，寒凝较重者可用至 20 g。

2. 曹炜教授传承创新

曹炜教授在充分继承王承德教授痹必"本虚""夹瘀"学术思想的基础上，强调脾、肾在痹证治疗中的核心作用，认为虚为病体之本，痰瘀为病势之渐，毒为病变之极。在 RA 发展变化过程中，虚、痰瘀、毒三因相互影响。其多因虚而病，营卫不固，风寒湿邪内侵，滞留经络，气血津液运行不畅，聚痰化瘀，痰瘀蕴毒；痰瘀互结，既致气血留滞，蓄积毒邪，又使气机失调，新血不生，脏腑失养，体质更虚；毒邪蕴酿，既损伤脏腑，影响气血生化，又损伤水道脉络，炼痰积瘀。由此往返循环，病象丛生，缠绵难愈。

（石金杰　杨　越　张馨文　魏光成）

第二章　临证心得

第一节　类风湿关节炎

类风湿关节炎（rheumatoid arthritis，RA）是一种常见的自身免疫性疾病，以对称性多关节炎为主要临床表现，以关节滑膜慢性炎症、关节的进行性破坏为特征。其基本病理改变为慢性滑膜炎和血管翳，可侵蚀软骨和骨。RA 的全球发病率为 0.5%～1%，我国发病率为 0.42%。本病可发生于任何年龄，女性好发年龄为 45～54 岁，男性发病率随年龄增长而升高，男、女患病的比例约为 1:4。目前发病原因不明，可能与感染、遗传、雌激素水平等有关，环境因素（如寒冷、潮湿等），以及劳累、营养不良、外伤、精神刺激等均可以诱发本病。治疗药物包括免疫抑制剂、生物制剂、激素类药物、非甾体抗炎药等。

RA 属于中医学"尪痹"范畴。中医药治疗 RA 等相关风湿病已有数千年历史，形成了富有特色的诊疗体系。本病急性期常见关节部位的红肿热痛，随着众多靶向药物的出现，目前患者"红肿热痛"的症状多趋于慢性"暗肿"。曹炜教授从

"双元"理论出发,结合诊疗实际,认为本病的核心病机责之于脾肾"双元",治疗需从"双元"入手,疗效显著。

一、临床体会

1. 枢纽之于脾

脾胃盘踞中焦,无上下之偏,左右之斜,乃气机升降之枢。脾为阳明燥土,宜升宜运,助水谷化生精微,将营养布散至全身;胃为太阴湿土,宜降宜和,助水谷受纳腐熟,化为糟粕传至体外。二者相互为用,共为三焦之枢。脾主升清,上输精微物质于心肺,使心脉得养,肺叶得濡,共奏宣散营养周身之功;胃主降浊,助糟粕下行,传至小肠以泌别清浊,重纳精微,下至大肠以传导变化,外排糟粕,而肝木之疏泄、肾水之气化、肺金之清肃皆离不开胃之和降。脾胃升降相宜,纳运得济,方能荣润脏腑,生生不息。"百病皆由脾胃衰而生",脾乃后天之本、气血生化之源,脾旺则气血调和,营卫充实,腠理固密,四肢得荣,筋脉得养,而能抵御外邪、屈伸自如。若脾胃虚弱,则气血生化乏源、气机升降失序。加之,中焦脾土主运化,喜燥恶湿,脾虚则内湿易生,痹阻经脉,则见关节肌肉肿痛难愈、屈伸不利;内湿易与外湿相合,致风寒湿困于四末关节,见肢端疼痛。气虚则外风易感,血虚则内风易生;气血两虚则四末筋骨关节失濡,虚气留滞则风寒湿痹阻。总之脾虚则机体易受风湿所袭,外邪稽留难祛,痰湿困于关节,发为痹病。

2. 根本之于肾

现代医学研究表明，肾虚的本质涉及人体相关免疫细胞及细胞因子功能活性的改变，例如，T淋巴细胞、自然杀伤细胞等，从而导致机体免疫功能紊乱，故肾与RA发病关系密切。痹病的发生，其本在肾，肾气足、肾精充沛时，髓海有源，骨与关节软骨得到濡养，则骨坚筋韧，且肾间气动则卫气生，卫外而为固。又吴谦的《医宗金鉴》载："历节之病，属肝、肾虚。肝、肾不足于内，筋骨不荣于外，客邪始得乘之而为是病也。"肾精亏损，卫气不充，风寒湿杂合而至，客留关节，发为痹病，邪气留注，损伤筋骨，同时肾虚髓乏，骨髓化源不足，骨与关节软骨失养，共致骨枯髓空。"肾主骨"，RA的主要病位在筋骨，骨与关节破坏而致畸、致残是RA患者的主要结局。研究表明，在RA患者中，肾虚者关节破坏风险高于肾实者，肾虚可能是导致RA患者关节狭窄及骨质破坏的主要原因，补肾法须贯穿RA治疗的始终。

3. 久缠之于毒

《金匮要略心典》记载"毒者，邪气蕴蓄不解之谓"。《外台秘要》记载"白虎病者，大都是风寒暑湿之毒，因虚所致，将摄失理，受此风邪，经脉结滞，血气不行，蓄于骨节之间"。又《严氏济生方》记载"夫白虎历节病者，世有体虚之人，将理失宜，受风寒湿毒之气，使筋脉凝滞，血气不流，蕴于骨节之间，或在四肢，肉色不变"。可见，RA 之"毒"实为外感风寒湿邪后，机体局部的卫外之气不得循经而发，瘀滞经络，炼痰积血所致。自 RA 起病之时，毒邪已然产生，但毒邪尚浅，隐匿难寻，状若伏邪，且气血尚通，毒得以出，故而筋骨未损，症状不显；若迁延日久，气滞血瘀，水湿、积血聚痰成瘀，则痰湿凝聚而见关节肿胀，血瘀不通而见关节疼痛。毒邪盘踞不解，顽痰败血胶着，蚀络腐筋，流注伤骨。若外感六淫，营卫激荡，行至毒邪留滞之处，正邪交争化为火毒，灼炼痰瘀，则见关节燔热红肿，痛不可触。若毒积日久，随血脉散布全身，一则流注全身肌肉关节，腐伤肌肉筋骨；二则损伤五脏，使气血乏源，筋脉肌肉不得濡养，削肉剔骨。总之，毒邪为 RA 损伤机体且致残的直接因素，其在发病之初已然存在，且随疾病的进展蓄积，并逐步演变。

二、辨治思路

1. 健脾化湿，枢纽以畅

曹炜教授认为 RA 发病的内在条件是脾虚，脾失运化，湿浊内生，毒邪是其病理基础，络阻是其主要临床表现。故治疗之法，当以健脾和胃、顾护中焦为主，佐以祛风除湿，使气血充和，升降有序，则五脏得安，病体得健。可以参苓白术散、平胃散等燥湿健脾和胃，合防己黄芪汤益气祛风、健脾利水。若湿热偏盛，可予四妙丸、宣痹汤等加强清热利湿之功。总之，脾胃得运，则气运不悖，痹阻之气血恢复周流，顽痹得消。曹炜教授运用运脾祛湿、解毒通络法治疗 RA 效验俱丰，常用药物包括苍术、金银花、蜈蚣、虎杖、炒白芍、当归、炒薏苡仁、炙甘草等。苍术、金银花、炒薏苡仁健脾除湿以固本，虎杖、炙甘草解毒以调节机体免疫功能，蜈蚣、炒白芍、当归通络以促进关节周围血液循环。热偏盛者加知母，寒偏盛者加桂枝，腰痛者加杜仲，腰以上痛者加羌活，腰以下痛者加独活。

2. 益肾活血，骨坚络通

RA 以滑膜炎为基本病理改变，骨侵蚀贯穿 RA 的整个病程，日久骨损难愈，可致关节畸形，故阻断骨破坏进程为预防残疾的关键所在。肾藏精，主骨生髓，髓充则骨骼滋养有源，坚固不摧。此外，卫气根源于肾，肾阳充足，卫气得源，肌表得固，外邪难侵。反则肾虚，卫表不固，营卫失和，外邪易扰，筋骨失濡，髓空骨弱，痹病遂起，此时可以补肾温阳、填精益髓之方药资肾中阳气、壮骨强身。曹炜教授认为肾阳以潜藏为顺，易出现腾越之变，宜使用味厚、质重、沉降之品，如附子、肉桂、牛膝、生龙骨、生牡蛎等，如此可使真阳回返。曹炜教授善用补肾强骨、益气活血的方药，主要药物有枸杞子、菟丝子、淫羊藿、补骨脂、黄芪、白术、白芍、土鳖虫等。其中枸杞子、菟丝子、淫羊藿、补骨脂为"肾四味"，可益肾精，鼓肾气，且温阳无肉桂、附子之弊，滋阴无熟地黄之弊；黄芪、白术可益气健脾、鼓舞气机，气行则血行，病邪即无留着；白芍可养血柔肝、缓急止痛；佐以土鳖虫活血化瘀通络，使气血畅达周身。诸药合用，共奏益气健脾、补益肝肾、活血通络之功。

3. 解毒祛邪，邪去正安

《杂病源流犀烛》云："或由风毒攻注皮肤骨髓之间，痛无定所，午静夜剧，筋脉拘挛，屈伸不得，则必解结疏坚宜定痛散。或由痰注百节，痛无一定，久乃变成风毒，沦骨入髓，反致不移其处，则必搜邪去毒宜虎骨散、加减虎骨散。"毒邪多与其他邪气蕴结而生，故而具有从化性，或从风而化，或从寒而化，或从热而化，临证需依其根本，因势利导。RA 早期毒邪轻浅，多从风化，但营卫尚足，气血通畅，故可佐以祛风解毒之品，如金银花、虎杖、秦艽、蜂房、豨莶草等，解毒之力不宜过猛；活动期病势凶猛，多见湿热瘀阻，当以清热活血解毒为法，可选玄参、水牛角、金银花、山慈菇、白花蛇舌草、蒲公英等；缓解期毒邪匿伏，非草木之品所能宣达，必借虫蚁搜剔窜透之功，方可去浊开凝，通气和血，行经畅络，可选全蝎、蜈蚣、地龙、白花蛇等；晚期以正虚邪实多见，痰瘀互结，毒稽日久，此时患者筋骨痿弱，正气损伤，不耐攻毒，治疗当以扶正为主，兼以豁痰祛瘀解毒，可予少量僵蚕、蜈蚣、全蝎、蜂房等。

三、预防调护

1. 饮食调护

RA 患者一般宜吃易消化、营养丰富的食物，应做到食谱多样化，不可偏嗜，同时注意"吃热不吃凉，吃软不吃硬"。具体如下。

（1）多吃易消化的食物

RA 患者经常受病痛折磨，又长期与药物为伴，疾病发作时，更是茶饭不香，故宜吃清淡、易消化的食物，一则可以保持较好的食欲，二则可以保持较好的脾胃运化功能，以增强抗病能力。

（2）多吃营养丰富的食物

RA 患者的病程较长，如果患病后过度忌口，日久可能导致营养摄入不足，对疾病的康复不利，一般来说，RA 患者可以食用任何食物，并且要多吃鱼肉蛋奶，以增强营养，羊肉、芹菜可以适量少吃，但不必过度忌口。

（3）食谱要多样化

RA 患者在饮食上不可偏嗜，鸡鸭鱼肉、五谷杂粮、蔬菜瓜果均应适量食用，合理搭配。

（4）吃热不吃凉，吃软不吃硬

RA 患者应少食生冷的食物，忌辛辣刺激的食物，顾护脾胃，吃发面食品，少吃死面食品。

2. 生活调护

（1）适宜的居住环境

《素问·痹论》指出"风寒湿三气杂至，合而为痹也"。RA 的发生与气候和生活环境息息相关，建议患者平时要注意避免风寒湿热燥邪的侵袭，避免久居寒湿、暑湿之地，居住和工作的地方宜保持清洁、干燥、舒适，居住的房间最好向阳、通风、干燥，保持卫生，被褥要勤洗勤晒。当然，一些生活中的小细节，如洗脸、洗手宜用温水等也要注意。

（2）四季的生活调摄

《素问·四气调神大论》指出："故阴阳四时者，万物之终始也，死生之本也。逆之则灾害生，从之则苛疾不起，是谓得道。"顺应四季变化，可以更好地防范疾病的发生发展。春季是百病好发之际，要防止受寒、淋雨和受潮，要注意关节保暖，不穿湿衣、湿鞋、湿袜等；夏季不要贪凉，空调不能直吹，不要暴饮暴食、过食冷饮等；秋、冬季要防止受风寒侵袭，注意保暖。如居住在寒冷地区和气候变化较大地区，应注意根据情况及时增减衣物。

（3）预防感染

RA 患者由于自身正气不足，常常容易出现感染的情况。感染很容易加重关节肿痛，因此必须重视。预防感染，一方面要"食饮有节，起居有常，不妄作劳"，增强自身的抵抗力；另一方面，一旦出现感染，要及时到医院就诊，尽快控制感染情况。

3. 心理调护

《灵枢·本神》曰："故智者之养生也，必顺四时而适寒暑，和喜怒而安居处，节阴阳而调刚柔，如是则僻邪不至，长生久视。"生病不仅仅局限在患者的身体上，更会影响患者的心理和情绪，尤其是 RA 这类慢性、致残性疾病，更是会对患者的心理和情绪会有一定影响，患者容易出现自我否定、抑郁的情绪，甚至可能出现情绪急躁、对医护人员不信任、对家庭和社会充满抱怨，严重者可能出现自杀、厌世等。患者要在医生的帮助下积极认识疾病，用乐观、健康的心态去面对疾病，积极治疗，在疾病稳定期，多做一些力所能及的事情。积极的康复治疗，特别是作业治疗师、心理医师的指导，非常有利于患者重新认识自己的现状，更好地调整自己，恢复自信，适应环境，回归家庭和社会。当然，如果病情很严重，建议患者去心理专科就诊，寻求更全面、系统的心理治疗。

四、医患问答

1. 得了 RA 需要补钙吗？具体该怎么做呢？

RA 患者因自身炎症和激素治疗等因素易出现骨质疏松，补钙需综合管理，建议从以下几个方面着手。

（1）药物联合补充

每日早餐后口服碳酸钙 D_3 片（含元素钙 600 mg/片）

1片，联合阿法骨化醇软胶囊（0.25 μg）1粒。

注意：碳酸钙建议随餐服用以促进吸收。若出现腹胀、反酸等胃肠不适，可改为餐中嚼服。

（2）科学日光疗法

晴天时到户外晒太阳，以春、秋、冬季10∶30～14∶00、夏季8∶30～10∶00为最佳时段，晒太阳时暴露四肢及面部，每日累计1小时。

（3）膳食钙源强化

每日饮用纯牛奶500 ml，乳糖不耐受者可选择无乳糖牛奶或酸奶替代，无须强制饮用。

2. RA患者可以使用茶饮调理吗？

RA患者多为湿热痹阻证，平时可用具有祛湿功效的茶饮方进行调理，茶饮方具体组成如下：炒芡实10 g、赤小豆10 g、炒薏苡仁10 g。

3. 疾病发作期该休息还是运动？如何合理锻炼？

锻炼和休息对RA的预防和治疗均有重要意义。一般来说，在疾病活动期，应以休息为主；在疾病缓解期，可以做一些关节活动度的维持训练和关节周围肌肉的主动肌力训练。如患者肩关节活动度受限，可以进行悬吊练习、钟摆练习等，以增加关节活动度。在关节周围肌肉的主动肌力训练中，最简单的方法是股四头肌静态练习即等长肌力练习，另外，还可以进行直腿抬高练习。根据情况选择是否进行负重练习，老年RA

患者可以负重 1~2 kg，年轻 RA 患者可以负重 10 kg 以上，负重量以能完成 30 个动作为宜。患者还可以进行游泳、骑车等关节负重较小的活动，也可以根据病情及个人爱好选择散步、慢跑、跳舞等运动。但运动类型及强度的选择应该因人而异，要根据患者病情、年龄、性别的不同，制订不同的运动方案。患者在家锻炼身体时，应该避免做强度过大而又不能及时停止的活动，如在跑步机上快跑等，因为这类活动会导致突然的剧烈疼痛，将会给那些脆弱的关节造成损伤。

4. RA 会影响寿命吗？

RA 本身并不影响寿命，在 RA 早期，关节破坏尚不严重时，如果及时就医，得到规范化的治疗，严格遵医嘱，保持健康的生活方式，定期复查，并根据病情变化调整治疗方案，则患者的生活质量及身体功能并不会受到明显影响，寿命自然也与健康人无异。反之，如果不予重视，任由病情进展，则 RA 不仅会造成严重的关节畸形和功能障碍，还会导致除关节外的多系统损害，累及心血管系统、血液系统、呼吸系统等。关节畸形和功能障碍会严重影响生活质量，同时，还可能会造成抑郁、焦虑等心理问题，直接或间接对患者寿命造成不良影响；而关节外多系统损害，如心脑血管疾病、血液病、肺病等，则可直接威胁患者的健康和寿命。因此正确认识疾病与接受规范化诊疗是避免 RA 不良影响的关键。

5. RA 能根治吗？

目前 RA 尚不能完全治愈，治疗目标多为控制症状，不影响正常生活。在疾病早期及时就医，通过规范化的治疗和日常管理，病情可以得到很好的控制，从而不会影响患者的日常生活。RA 是一种自身免疫病，其发病与遗传、环境、免疫等多种因素相关，这种免疫系统的异常，很难从根本上完全纠正，所以 RA 不能完全治愈；在 RA 的病程中，长期的炎症会导致关节软骨、骨组织的破坏，这种损伤是不可逆的，即便后续通过治疗使炎症得到了有效控制，受损的关节软骨及骨也无法恢复到正常状态。因此早诊断早治疗对病情的控制至关重要。

6. 类风湿因子高就一定是 RA 吗？

类风湿因子对 RA 的诊断确实具有重要意义，但它并不是 RA 的特异性指标，也就是说，类风湿因子升高与罹患 RA 之间并没有必然联系。如需明确诊断，还要结合相关症状、其他实验室检查指标及关节影像学资料等综合判断。诸如 SLE、SS 等其他风湿性疾病和肝炎、结核等感染类疾病也会出现类风湿因子升高的情况。某些肿瘤患者也有可能会出现类风湿因子升高的情况。另外，随着年龄的增长，人体的免疫系统也会发生一些变化，一些老年人会出现类风湿因子轻度升高，但并不伴有明显关节疼痛的情况，对此只需定期观察，通常不需要特殊治疗。

（杨　越　彭九程）

锦囊1：巧运动增强手指关节功能

（周妍彤）

第二节　系统性红斑狼疮

系统性红斑狼疮（systemic lupus erythematosus，SLE）是一种以多系统受累为特征的慢性自身免疫性疾病，临床以抗核抗体阳性、面部蝶形红斑及全身多脏器损害为典型表现，其发病机制尚未完全阐明，目前认为与遗传、内分泌、环境及药物等因素相关。本病好发于育龄期女性，全球患病率位居自身免疫性疾病第二位，我国 SLE 患者超百万。本病早期症状隐匿，多表现为皮疹、关节炎等局部损害；随着病情进展，则呈现多系统受累特征，自然病程呈缓解与加重交替的状态。西医治疗以糖皮质激素、免疫抑制剂为主，但存在疗程长、不良反应显著且部分药物价格高昂等问题。

SLE 属中医学"痹病""阴阳毒""日晒疮""蝴蝶丹""热毒发斑""伏气温病"等范畴，核心病机为先天禀赋不足，复外感热毒（如日光暴晒）、饮食失节、情志失调、劳欲过度等，致阴液亏虚、阴阳失调、气血失和、脏腑功能受损。在妊娠、感染、劳累过度等因素诱发下，热毒、血瘀、痰饮等病理产物会进一步损伤脏腑，形成虚实夹杂之证。明代医家孙一奎指出"今阴血虚，则筋失养，故营不营于中；气为寒束，百骸拘挛，故卫不卫于外。营卫不行，故肢节肿而痛"，认为痹病发生的关键在于后天之本，脾失健运，则精微化生减少，卫外不固，若外邪袭之，则易于发病。曹炜教授基于"双元"理论提出脾肾双元失衡为本病的关键病机，构建"脾肾两虚为本，热毒血瘀为标"的诊疗体系，确立温补脾肾以扶正和清热解毒、化瘀止血以祛邪的治则，通过标本兼治提升临床疗效。

一、临床体会

1. 病在肾，真阴亏损，子火妄行

肾乃先天之本，与先天禀赋关系最为密切，《素问·金匮真言论》指出"夫精者，身之本也"。肾精以先天之精为基础，赖脾胃化生的后天之精充养，若先天禀赋不足，或过度劳累、情志过极，日久可致肾精亏虚。朱丹溪指出："心动则相火亦动，动则精自走，相火翕然而起，虽不交会，亦暗流而疏泄矣。"本病好发于青年女性，女子体阴而用阳，以肝为先天，且"肝肾同源"，二脏之阴在生理上精血互化，病理上精

血互损。《景岳全书》曰："虚邪之至，害必归阴；五脏之伤，穷必及肾。"肾虚时五脏六腑皆不足，故 SLE 患者常表现为肾、肝、脾、心、肺、三焦、关节、血管、皮肤等多处出现病理损害。五脏久伤又归于肾，肾精亏虚则精不化气，肾气失于固摄，精微下泄而伤正；肾司二便及通调水道功能受阻，毒邪秽浊瘀积体内，侵犯脏腑，致使脏腑功能失常，形成恶性循环。患者本已肾虚，邪气乘虚而凑，日久则蕴结成毒，正如《金匮要略心典》所云："毒者，邪气蕴蓄不解之谓。"SLE 患者本有肾精亏虚，阳火偏亢，毒易从热化，热毒妄行则见红斑紫癜、关节肿痛，进而煎灼阴液成瘀。血瘀则气滞，气滞则水停，甚则聚湿成痰。上述病理产物可进一步耗气伤阴，损伤五脏，使病情迁延。

2. 病在脾，运化失司，瘀毒堆积

脾为后天之本，主司气血生化与气机升降，统摄血液而濡养四肢肌肉。《素问·调经论》云"人之所有者，血与气耳"，张仲景"四季脾旺不受邪"之论更强调脾运健旺则五脏安和、邪不可干。若脾气亏虚，升清、统摄功能失职，则血行失畅、精微外泄，临床可见蛋白尿、血尿、便溏、乏力；脾失健运则气血生化乏源，症见食少纳差，久则正气亏虚、卫表不固，外邪乘虚内蕴，日久则化火成毒，入络而发斑疹。脾虚不运更致肾精失充，肾为先天之本，主藏精、生髓、造血，精血互化可使气血调和、阴阳平衡。脾肾双元互资，即肾精充则脾运得助，脾气旺则肾精得养，可使气机升降有序、正气充盛，以祛邪外出。

3. 脾肾两虚，外邪入侵，脉络凝瘀，变生诸症

脾肾两虚为此病发病之根，其病机核心在于气血生化失司、元气固摄无权及气化功能紊乱。《脾胃论》谓"内伤脾胃，百病由生"，脾胃失运则水谷精微不化，营气不充，后天之精无以养先天，致肾精亏虚、气血乏源而脏腑失养。临床见腰膝酸软、倦怠乏力、脱发、关节肌肉酸痛麻木，以及皮肤瘀斑——此乃脾肾双损致气虚不摄、血不循经，甚则可见血小板减少。元气虚衰则瘀毒内生，《医林改错》言"元气既虚，必不能达于血管，血管无气，必停留而瘀"，肾阳不温脾土则寒凝血瘀；热毒搏结血分，煎灼津液，迫血妄行而见红斑、血管炎、口腔溃疡等标实之候，《金匮要略心典》以"毒者，邪气蕴蓄不解"揭示瘀毒互结乃病程关键，《血证论》更强调"抑思瘀血不行，则新血断无生理"的恶性循环。《证治汇补》言"脾虚不运，清浊停留，津液凝滞，变为痰饮"，脾失运化则湿聚成痰；《景岳全书》指出"故痰之化无不在脾，痰之本无不在肾"，肾阳不足则水液代谢失常，虚火炼津成痰。痰浊阻滞脉络关节，与瘀毒相兼为患，症见四肢麻木、皮下结节、雷诺现象，舌多淡胖、有齿痕伴苔白腻。此三者（气血亏虚、瘀毒互结、痰浊痹阻）皆源于脾肾两虚之本，与外邪相搏形成脉络凝瘀之复杂病机，终致疾病缠绵难愈。

二、辨治思路

从以上脾肾两虚、外邪入侵、脉络凝瘀、变生诸症的病理过程可以看出，SLE 以脾肾亏虚为本，热毒血瘀为标，并与心、肝、肺密切相关。当宗"治病必求于本"之旨，以滋肾水、益脾土、固本培元扶正之法，使先天得充，后天得养，则邪无所附，病势自缓。

1. 滋肾水，透热转营，以制妄火

曹炜教授认为 SLE 发病以脾肾亏虚为本，热毒血瘀为标，与心、肝、肺密切相关。肾纳元阴元阳，以滋养诸脏腑之阴阳，SLE 临证多见肾阴虚证，盖因病程缠绵，热毒久羁，阴液耗伤，终致肾水匮乏、阴精亏损。《景岳全书》明言："肾水亏，则肝失所滋而血燥生；肾水亏，则水不归源而脾痰起……故曰：虚邪之至，害必归阴；五脏之伤，穷必及肾。"肾为先天之本，藏精而主阴液，痹病发生皆因真阴衰微、精血不足，风寒湿三气乘虚侵袭。故治痹尤重滋肾水以固根本，犹如树木培根、活水溯源，肾精充则脏腑得养，热毒自退。

2. 益脾土，复脾坤顺，以壮中州

曹炜教授强调治疗 SLE 当以甘温益气为本，慎用苦寒之剂，避免耗伤气血。盖因火热、瘀毒内结非朝夕可解，若用苦寒之剂，应中病即止，病势稍缓即转甘温培补。《景岳全书》云："而治病之法，尤惟求本为首务……直取其本，则所生诸

病无不随本皆退矣。"痹病日久必耗伤气血津液、损及脏腑，故缓解期当以健脾为要：一为脾属阴土，为气血生化之源，土旺则肺金得养、卫外固密，外邪无由内侵；二为土虚则心、肝、肺、肾失养，如《程杏轩医案》所言："苟土母倾颓，中无砥柱矣。"临床通过健运脾土，既可生津固卫、补肾生髓，亦能控制 SLE 病程进展，改善预后。

3. 拟效方，温补双元，以助扶正

SLE 发病以脾肾亏虚导致气血阴阳不足为本，热毒血瘀为标，治疗需遵循"实则通之，虚则补之，急则治标，缓则治本"的原则。叶天士在《临证指南医案》中提出久病瘀痰阻络者，巧用虫蚁类药物可搜剔顽邪、疏通经络。因脾为气血生化之源，肾藏精，主骨生髓造血，脾肾亏虚致气血不足，六淫易袭，引发代谢紊乱、脏腑失调及免疫失衡。《医宗必读》载肾精关乎人体生长发育、生殖，还能增强抵抗力。现代医学亦证实肾衰可抑制免疫，而健脾补肾可调节免疫功能。因此，治疗气血不足的 SLE 患者常从调理脾胃、补肾填精入手，以改善免疫平衡。脾虚与痰浊互为因果，脾失运化致水湿停聚成痰；肾阴阳失衡则水停为痰，痰瘀互结，阻滞气机。治疗以健脾滋肾方为基础方，配伍藿香、陈皮、茯苓化湿降浊，辅以清热解毒、化瘀止血之品，践行"持中央，运四旁"之旨，通过固本培元、祛除邪气，重建脾肾功能，恢复免疫功能。

三、预防调护

1. 患者宣教

（1）规避紫外线暴露

SLE 患者应严格规避紫外线暴露，尤其是对紫外线敏感者，需强化物理防晒，优选晨间或傍晚外出，避开 10：00 ~ 16：00 紫外线较强的时段，全程使用遮光剂，戴宽檐帽，穿浅色长袖衣裤。

（2）远离致敏诱因

SLE 患者应远离染发剂、杀虫剂等致敏物，禁用化妆品，慎用口服避孕药，非必要不接种疫苗、避免各类手术（含人工流产手术）。

（3）严守药物禁忌

无论 SLE 处于活动期还是缓解期，均需严格规避两类高风险药物：①可诱发 SLE 症状的药物（如青霉素类、磺胺类、吡唑酮类），这些药物可能通过变态反应诱发或加重病情；②可致狼疮样综合征的药物（如肼苯哒嗪、普鲁卡因酰胺），长期大剂量使用此类药物可致抗核抗体阳性及类狼疮症状。

（4）中西结合，西主中随

SLE 的治疗须坚持中西医结合原则，以西医治疗为主，中医治疗为辅，以"西主中随"模式形成中、西医协同效应，患者需树立科学认知、消除恐惧心理，接受规范化治疗，严格遵医嘱并定期随访。

（5）起居有常，劳逸结合

SLE 患者应注重劳逸结合，避免过度疲劳加重正气损耗。

2. 心理调护

现代研究证实，情绪波动是 SLE 发病及病情反复的重要诱因，其病程进展与情志状况密切相关。中医以"七情失宜"为致病要素，强调情志调畅对改善预后的核心作用。SLE 患者需规避精神刺激，科学认识疾病的长期性、复杂性，避免过度焦虑，树立治疗信心，保持乐观的心态，并配合诊疗。在临床上，情志干预可分层进行：针对焦虑、紧张者，采用注意力转移、轻音乐疗法、温水足浴、太阳穴按摩等物理舒缓法，配合耳穴压丸（取神门、交感、心、皮质下）调节自主神经功能；对情绪抑郁者，通过心理疏导、适度运动、印堂至神庭穴推按以畅达气机，辅以玫瑰花煎水代茶疏肝解郁。同时，应构建社会支持体系，强化亲友陪伴关怀，形成医院－家庭协同的心理干预网络，通过情感支撑与正向激励巩固疗效。

3. 饮食调护

SLE 患者的日常饮食管理，建议遵循以下原则。

（1）控制光敏性食物

严格限制可增强光敏感作用的食物的摄入，如无花果、紫云英、油菜、黄泥螺、芹菜等，食用这类食物后需避光；慎食香菇等蕈类食物及含色素的加工食品；避免接触烟草。

（2）补充优质蛋白质

伴肾脏损害者因出现蛋白尿易致低蛋白血症，建议每日摄入不超过 40 g 的优质动物蛋白（如鸡蛋、牛奶、瘦肉、淡水鱼），限制植物蛋白及腌制食品的摄入，可辅以黄芪黑豆山药粥以益气固肾。

（3）低脂饮食

以清淡、易消化的食物为主，减少动物脂肪及油腻食物的摄入，血脂异常者可通过食用黑木耳或喝中药降脂茶（山楂 12 g、荷叶 12 g 煎水代茶）控制血脂。

（4）低糖饮食

长期接受激素治疗者需预防类固醇性糖尿病及库欣综合征，控制主食及甜食的摄入，优选低糖、高纤维的食物，同时，应监测血糖并记录饮食。

（5）低盐饮食

使用激素的患者或肾损伤患者应限制盐的摄入（日钠盐 <3 g），水肿者可食用薏苡仁赤小豆粥、芡实山药白术粥，或以玉米须、白茅根煎水服用以利尿。

（6）补充钙与维生素

为对抗激素性骨质疏松，需补充钙剂并多吃富含维生素的蔬果（如胡萝卜、番茄、玉米），以维持骨代谢平衡。

4. 茶饮调护

茶饮方在一定程度上可能有助于 SLE 患者的身体调理，

但不能替代正规医疗手段，具体如下。

（1）清热凉血类

1）生地玄参茶。

原料：生地黄 10 g、玄参 10 g。

用法：沸水焖泡 15~20 分钟后饮用。

功效：清热凉血生津。适用于有阴虚内热、血热发斑等症状的 SLE 患者，可帮助缓解低热、盗汗、皮肤红斑等症状。

2）紫草银花茶。

原料：紫草 10 g、金银花 10 g。

用法：沸水焖泡 15~20 分钟后饮用。

功效：清热解毒，凉血活血。对 SLE 患者因热毒炽盛而出现的皮肤红斑、瘙痒等症状有一定的缓解作用。

（2）益气养阴类

1）西洋参麦冬茶。

原料：西洋参 10 g、麦冬 10 g。

用法：沸水焖泡 15~20 分钟后饮用。

功效：益气养阴，清热生津。适用于气阴两虚的 SLE 患者，可缓解神疲乏力、口干咽燥、心烦失眠等症状，改善身体虚弱状态。

2）玉竹沙参茶。

原料：玉竹 10 g、北沙参 10 g。

用法：沸水焖泡 15~20 分钟后饮用。

功效：益气养阴，生津止渴。有助于改善 SLE 患者因阴虚肺燥、胃阴不足而出现的干咳少痰、咽干口燥、食欲不振等症状。

（3）活血化瘀类

1）丹参红花茶。

原料：丹参 10 g、红花 3 g。

用法：沸水焖泡 15～20 分钟后饮用。

功效：活血化瘀，通络止痛。有助于改善 SLE 患者可能存在的血液循环不畅、瘀血阻滞等问题，对缓解关节疼痛、皮肤瘀斑等症状也有一定帮助。

2）山楂玫瑰茶。

原料：山楂 10 g、玫瑰花 5 g。

用法：沸水焖泡 15～20 分钟后饮用。

功效：活血化瘀，理气消食。适用于伴有肝郁血瘀症状的 SLE 患者，如伴有情绪不畅、胸胁胀痛、月经不调等。

5. 专项护理

（1）口腔护理

有口腔黏膜溃疡者可以甘草泻心汤口服，也可选用溃疡散、西瓜霜、锡类散或冰硼散等外搽，并保持口腔卫生。如有口腔真菌感染者，可用苏打水漱口，并用制霉菌素甘油外涂。

（2）脱发护理

指导患者避免染发、烫发等会损伤毛囊的行为，每周以温水洗头 2 次，选用温和无刺激的洗发剂，洗发时配合生姜水按摩头皮。脱发显著者可佩戴假发、头巾，辅以日常食疗，如食用芝麻、核桃等补肾生发之品，或取制何首乌 10 g 煎水代茶饮。

（3）关节护理

急性疼痛期需卧床制动，保护关节，并注意关节保暖；缓解期可逐步进行适度活动（如关节屈伸训练），维持关节正常活动度，忌过度负重。外治可敷贴青鹏软膏、如意金黄散以消肿止痛，内服薏苡仁防风粥、木瓜莲子粥以祛湿通络，配合中药熏洗（艾叶、伸筋草各 30 g）或红外线理疗改善局部循环。

（4）会阴部护理

注意保持会阴部清洁、干燥，穿宽松棉质的贴身衣物，可用 1 : 5000 高锰酸钾溶液坐浴或以虎杖 30 g、金银花 30 g 煎水外洗，以防外阴黏膜糜烂。如出现外阴溃疡，可以苦参 30 g 煎水外洗。

四、医患问答

1. SLE 患者怀孕前需要注意哪些问题？

SLE 患者的妊娠过程，会造成疾病复发、加重，可导致妊娠失败与妊娠丢失，甚至危及孕妇生命；即使经过医生的积极治疗、严密监测，发生不良妊娠转归、孕妇死亡的风险依然存在，因此告知患者及其亲属相关知识，取得患者的理解和配合，是争取最佳妊娠结果的重要环节之一。

2. SLE 患者怀孕前需要满足哪些条件？

（1）SLE 患者必须同时满足下述条件才可以考虑妊娠

①疾病处于稳定期且至少保持 6 个月；②糖皮质激素的使用剂量为泼尼松 15 mg/d（或相当剂量）以下；③24 小时尿蛋白排泄定量为 0.5 g 以下；④无重要脏器损害；⑤停用免疫抑制药物，如环磷酰胺、甲氨蝶呤、雷公藤多苷、霉酚酸酯等至少 6 个月，对服用来氟米特的患者，建议先进行药物清除治疗，治疗后再停药至少 6 个月后才可以考虑妊娠。

（2）以下情况属于 SLE 患者的妊娠禁忌证

①严重的肺动脉高压（肺动脉收缩压 > 50 mmHg，或出现肺动脉高压的临床症状）；②重度限制性肺部病变（用力肺活量 < 1 L）；③心力衰竭；④慢性肾衰竭（血肌酐 > 2.8 mg/L）；⑤既往有严重的子痫前期或即使经阿司匹林和肝素治疗后仍不能控制的 HELLP 综合征；⑥过去 6 个月内出现脑卒中；⑦过去 6 个月内有严重的 SLE 病情活动。

3. 所有 SLE 患者都需要口服激素治疗吗？

并非所有 SLE 患者均需口服激素治疗。是否使用激素主要取决于病情活动度和器官受累情况，具体如下。

（1）无须口服激素治疗的轻症患者

①仅有皮肤红斑、关节炎或轻度血液异常（如白细胞轻度减少）；②可使用羟氯喹（抗疟药）单药治疗（200 mg，每

日2次），其有效率为60%～70%。

（2）必须接受口服激素治疗的患者

①中、重度活动期患者（SLEDAI评分≥7），如出现发热、大量蛋白尿（24小时尿蛋白>1 g）、溶血性贫血（血红蛋白<80 g/L）；②其他器官受累的患者，如出现狼疮性肾炎（病理Ⅲ/Ⅳ型）、神经精神狼疮（癫痫、脑炎）、心肌炎、严重血小板减少（血小板计数<$30×10^9$/L）。

4. 需要口服激素的SLE患者，一般治疗方案是什么？

（1）诱导治疗（6～12周）

①起始剂量，泼尼松1 mg/（kg·d）（通常为60 mg/d），晨起顿服以减少副作用；②冲击治疗，重症患者（如急进性肾炎）需甲泼尼龙静脉冲击（500～1000 mg/d）3天。

（2）维持治疗（6～24个月）

①减量策略，每2周减量10%～15%，至20 mg/d后改为每月减2.5 mg；②联用药物，联用免疫抑制剂（吗替麦考酚酯1.5 g/d）或生物制剂［贝利尤单抗10 mg/（kg·m）］，以减少激素依赖。

5. SLE患者是否存在替代激素的治疗方案？

对激素不耐受或需减少激素用量的患者，可选择以下替代方案。

（1）免疫抑制剂

①吗替麦考酚酯，对狼疮性肾炎疗效显著（完全缓解率

35%~50%）；②硫唑嘌呤，适用于维持期［1.5~2.5 mg/（kg·d）］，需监测硫嘌呤甲基转移酶活性。

（2）生物制剂

①贝利尤单抗，靶向 BLyS 蛋白，可降低 40% 的复发率（美国食品药品监督管理局批准用于活动性 SLE）；②泰它西普，双靶点（BLyS/APRIL），我国Ⅲ期临床试验显示 52 周缓解率为 68%。

（3）中医药辅助

①雷公藤多苷（10~20 mg/次，每日 3 次），抑制 T 细胞活化，但需警惕性腺毒性；②白芍总苷（0.6 g/次，每日 3 次），调节免疫，适用于轻症联合治疗。

（李晓旭）

第三节　痛　风

痛风（gout）是一种单钠尿酸盐在关节处沉积引发的晶体相关性关节病，与嘌呤代谢紊乱和（或）尿酸排泄减少导致的高尿酸血症有直接关系。痛风发病时关节剧烈疼痛并伴有肿胀，痛风石是其特征性表现，严重时还可伴肾脏病变、代谢综合征以及心脑血管疾病等并发症。在我国，痛风的患病率为

0.03%～10.47%，男性多于女性，患病人群呈年轻化趋势。

痛风属中医学"痛风""痹证""历节""白虎风""脚气"等范畴，病名首见于《格致余论》，其曰"彼痛风者，大率因血受热已自沸腾，其后或涉冷水，或立湿地，或扇取凉，或卧当风，寒凉外搏，热血得寒，污浊凝涩，所以作痛"。现代医家普遍认为痛风乃先天禀赋不足、脾肾功能失调，或饮食偏嗜、湿浊内生，痰浊、瘀血闭阻经脉所致。曹炜教授从"双元"理论出发，认为痛风以禀赋不足、脾肾虚损为本，湿痰瘀毒、内外合邪为标，诸邪久羁，胶结难解为反复发作之机。

一、临床体会

1. 禀赋不足，脾肾虚损

《灵枢·百病始生》曰"风雨寒热，不得虚，邪不能独伤人"，正气虚弱是诸多疾病发生发展的根本原因。脾为后天之本，主运化，脾失健运则运化水湿功能下降，极易聚湿成饮，酿热生痰。肾为先天之本，主水液，司开阖，肾气亏虚则出现水液排泄障碍，水湿痰饮停聚；或命门火衰，不能温煦脾土，湿聚痰生；或肾阴不足，相火亢盛，熬津炼液成痰。此外，肾主骨生髓，肾气充盛方能筋骨坚，若肾气渐衰，筋骨不坚，则常在风寒湿等外邪侵袭时诱发关节肿痛。痛风往往"因虚致病"，诸邪克伐，而又"因病致虚"。

2. 湿痰瘀毒，内外合邪

痛风的病机复杂，痰湿内生是其反复发作的关键因素之一。脾肾亏虚或饮食所伤导致津液不能正常输布和排泄，阴津凝敛，积聚成形，从而产生湿、痰等病理产物。水湿聚而成痰，阻滞关节经络，导致气血瘀滞，血行受阻；或脾失统摄，瘀血再生，湿、痰、瘀交织，积聚于筋骨关节。若脾肾愈加亏虚，又遇风寒湿等外邪诱发，内外合邪，则形成更为顽固的痰湿瘀滞，不仅加重患者的关节疼痛、肿胀、畸形等症状，还会导致经络血脉进一步阻塞，气血运行滞涩更甚，促使蕴久之痰湿瘀浊化生热毒、浊毒，胶结凝滞成积，形成持续性损伤。

3. 诸邪久羁，胶结难解

吴有性言："正气衰微，不能脱出表邪，留而不去，因与血脉合而为一，结为痼疾也。"痼疾之成，主因脾肾虚损、气血阴阳亏虚；客有湿痰瘀毒互结、内外诸邪蓄积成恶；主难祛客、客反伤主，主客胶结、缠绵难解，注于经络，留于关节，传及脏腑。痛风常反复发作、迁延不愈，湿痰瘀毒长期存在于体内，难以自行消除，形成湿痰瘀毒久羁的状态。血尿酸增高，关节肿胀、疼痛、变形，痛风石形成等便是湿痰瘀毒久羁的表现，不仅严重影响患者的日常生活和工作，还会给疾病的治疗和康复带来挑战。

二、辨治思路

1. 脾肾同调，治从双元

脾肾虚损为难治性痛风的发病基础，"治病必求于本"，临证当以治脾为本、治肾为根。治脾以益气健脾、化痰祛湿为要，可用人参、白术、黄芪、茯苓、薏苡仁等，于补脾益气、利水祛湿的同时培元填精，且无碍胃留邪之弊，同时根据胃气之盛衰以调整药物。肾为水之根、痰之本，若肾精匮乏，可遣熟地黄、菟丝子、枸杞子、山药之流补肾益精，亦可予紫河车、黄精、龟甲、肉苁蓉等填精生髓、荣筋养骨；阳虚者，当补肾温阳、行津化痰，可用附子、肉桂、巴戟天、补骨脂等温煦三焦以助膀胱之气化；阴虚者，加生地黄、山萸肉、麦冬、五味子等养阴生津以滋肝肾之阴。对疾病后期气阴两虚、阴阳两虚之证，治宜益气养阴、阴阳并调。

2. 解离主客，标本并治

主客搏结、脉络凝瘀为痛风发生发展的关键病机，单纯的补、泻、清、利之法恐难奏效，且病邪久羁脉络，非寻常药物可达，治疗时当解离主客、透邪通络。可在祛邪通络药物的基础上加用虫类、藤类等具有搜剔经络作用的药物。叶天士认为"其通络方法，每取虫蚁迅速飞走诸灵，俾飞者升，走者降，血无凝着，气可宣通。与攻积除坚，徒入脏腑者有间"。藤类药物缠绕蔓延，盘根错杂，无所不至，既能驱逐络脉滞留之邪，又能走行通利，引诸药直达病所。故治疗效果欠佳时，可加用青风藤、络石藤、雷公藤等藤类药，并配伍地龙、僵蚕、蜈蚣、鳖甲等虫类药及生牡蛎或煅牡蛎，通络散结的同时入络搜邪、攻积消坚。如风湿热邪瘀久成毒，难解难分时，可以全蝎、蜈蚣、地龙、土鳖虫，与四妙散配合使用，奏开瘀解毒、清热逐瘀通络之功。

三、预防调护

1. 日常调护

（1）急性期调护

痛风急性期需卧床休息，使患肢抬高，也可依病情冷敷患处，或用清热消肿类膏药外敷，并使用支架制动，避免患部受压，一般休息至关节疼痛缓解 72 小时后才可恢复活动。患者常因起病突然而精神紧张，焦躁不安，患者家属应主动关心、帮助患者，做好心理护理。穿着要合适，防止关节受寒，穿宽松、柔软的鞋袜，鞋袜切勿过小、过紧或过硬，防止足部受伤。

（2）缓解期调护

适当加强锻炼，适时增减衣物，避免受凉，避免处于潮湿之处或淋雨涉水。

2. 四季运动调护

为防止关节畸形及肌肉萎缩，关节疼痛好转后，应鼓励痛风患者进行适当的体育活动。进行体育锻炼时，应先从较小的活动量开始，随着体力的增强逐渐加大活动量。同时，需要避免过度运动，因为过度的体力消耗会使体内乳酸增加，乳酸可抑制肾脏排泄尿酸的功能，同时，短时间大量汗出可减少人体血容量，这些因素都能引起血尿酸升高，甚至造成痛风性关节炎发作。

（1）春季锻炼

春天是万物升发的季节，应鼓励患者多在清晨到空气清新、环境优美的地方运动，提高机体对气候的适应能力。中老年人应选择轻柔、缓慢、不易跌倒的运动项目。青少年可以选择运动量及运动强度较大，且具有一定竞争性的运动项目，以提高机体的相关功能，同时使个体的情绪得到适当的宣泄。具体运动形式包括散步、打太极拳、慢跑、做体操、练气功等，年轻人还可进行一些球类活动。

（2）夏季锻炼

夏季是万物生长、繁茂的季节。人们应该晚睡早起，多到户外活动。可适当进行日光浴，以每日上午和傍晚时段为宜，应避免过度，以防紫外线灼伤，每次以 40 分钟为度。夏天天气炎热，患者进行体育锻炼时，应注意预防中暑，注意运动中和运动后的饮水卫生，一些含盐分的清凉饮料更有利于补充运动后丢失的水分和矿物质，补水时应遵循少量多次的原则，每次补水不宜超过 150 ml。具体的运动形式以游泳、散步、慢跑、打乒乓球等为佳。

（3）秋季锻炼

金秋时节应早睡早起，与鸡俱兴，以提高身体功能和抗病、耐寒能力。活动时应以微微出汗为度，切忌大汗淋漓。年老体弱者可进行慢跑、打太极拳、散步、做早操等锻炼项目。年轻人则可选择爬山、打球、游泳、慢跑、做健美操、做广播体操及自己喜欢的其他体育项目。

（4）冬季锻炼

冬季是封藏的季节，不宜起得过早，最好是等待日出以后再锻炼，选择活动量较小的动作，使身体微汗为宜。在进行体育锻炼时，老年人应以室内运动为主，室内温度要适当且恒定，可选择散步、跳舞、打太极拳、做广播体操等运动项目。年轻人则可多到户外活动，呼吸新鲜空气，促进体温调节功能，促进骨骼生长发育，但运动时应注意防寒保暖，防止冻伤，可以选择的锻炼项目有慢跑、打球、滑雪、滑冰、散步、跳舞等。

3. 茶饮调护

痛风患者可根据自身情况，选择合适的茶饮方。

（1）三米饮（福建中医药大学苏友新教授经验）

原料：薏苡仁 10 g、槐米 10 g、玉米须 10 g。

用法：沸水焖泡 15～20 分钟后饮用。

功效：健脾利湿，清热消肿。适用于湿热体质的痛风或高尿酸血症患者，或伴有小便黄赤、食少腹胀等症状的患者。

（2）龙须饮（《痛风和高尿酸血症病证结合诊疗指南》）

原料：玉米须 10 g、淡竹叶 10 g。

用法：沸水焖泡 15~20 分钟后饮用。

功效：利尿通淋，清热降浊。适用于痛风或高尿酸血症伴有小便灼热等心火亢盛证表现的患者。

（3）坤元摄精方（曹炜教授自拟）

原料：桑椹 15 g、麸炒芡实 15 g、麸炒山药 15 g、金樱子 12 g。

用法：沸水焖泡 15~20 分钟后饮用。

功效：补肾固精，健脾化浊。适用于痛风或高尿酸血症伴有小便混浊的患者。

四、医患问答

1. 哪些情况要考虑痛风？

遇到下列情况均应想到痛风的可能性，并及时检查血尿酸水平，并完善其他相关检查项目。

（1）发作性关节肿痛，尤其是足趾关节及手指关节（足趾关节肿痛最具特异性）。肿痛未经治疗可自行缓解，以后又反复发作且部位固定。

（2）中年以上的男性，有高嘌呤饮食习惯，身体肥胖，不喜活动，出现关节疼痛不适。

（3）有明确的痛风家族史。

（4）原因不明的泌尿系统结石，尤其是多发性肾结石或双侧肾结石。

（5）有关节炎病史，于关节周围皮下或耳郭处发现结节。

（6）肥胖人群及高血压、高脂血症、糖尿病、动脉粥样硬化或冠心病的患者，应常规检查血尿酸水平，以明确有无高尿酸血症。

（7）关节炎急性发作，用秋水仙碱治疗效果显著，尤其是对消除关节肿痛疗效显著，应想到痛风性关节炎。

（8）皮下结节穿刺后抽出白色牙膏样内容物，或结节自行破溃后流出白色牙膏样内容物，高度提示痛风。

2. 对痛风患者有哪些饮食建议？

（1）低嘌呤饮食

在保证食物多样性和营养均衡的基础上，合理调整膳食，每日食物中嘌呤含量控制在 200 mg 以下。以低嘌呤食物为主，减少摄入高嘌呤食物，如动物内脏、贝类和沙丁鱼等，同时限制中等量嘌呤食物的摄入。禁止饮用肉汤。

（2）多饮水

心肾功能正常的痛风患者，需确保 24 小时尿量 > 2000 ml 以促进尿酸排泄，饮水宜少量多次，避免短时间内大量饮水。推荐以饮用白开水为主，也可以饮用新鲜柠檬水、淡茶、无糖咖啡。

（3）戒烟限酒

饮酒可增加痛风发作频率，需严格限制酒精摄入或戒酒。啤酒、烈性酒（白酒、威士忌等）可显著提高痛风发作风险；黄酒的嘌呤含量高，需特别警惕；红酒虽在提高痛风发作风险方面证据不足，但仍需谨慎饮用。

（4）限制果糖

需限制含果糖饮品的摄入。

（5）"两筷子，学兔子"

少吃大鱼大肉，每餐此类食物的摄入限制为"两筷子"。多吃绿色蔬菜。

3. 痛风患者在生活中应注意什么？

曹炜教授认为痛风的急性发作与受凉、过度劳累、熬夜等因素密切相关。

（1）避免受凉

低温环境会让血尿酸的溶解度降低，导致血液中的尿酸更容易结晶并沉积在关节处，刺激关节及周围组织，引发炎症反应，进而诱发痛风发作。如在寒冷天气中，没有做好关节保暖措施，就可能导致关节疼痛突然加剧；冷水浸泡、长时间吹空调等行为，也可能让关节受凉，诱发痛风。患者应根据天气变化及时增添衣物，尤其注意保护好脚趾、手指、膝盖等痛风易发作部位。冬天可佩戴手套、护膝，夏天避免空调直吹关节。

（2）避免过度劳累

过度劳累会使身体处于应激状态，体内的乳酸会增多。乳酸和尿酸在肾脏排泄过程中相互竞争，乳酸增多会导致尿酸排泄减少，从而使血尿酸水平升高，增加痛风发作风险。长时间从事重体力劳动、进行剧烈运动或连续工作不休息，都可能引发痛风。因此，要合理安排工作和生活，避免过度劳累。运动时要循序渐进，避免一次性运动量过大，运动后注意休息，让身体恢复。

（3）避免熬夜

熬夜会打乱人体正常的生物钟，影响内分泌和代谢功能。这会干扰尿酸的正常代谢，使血尿酸水平波动，同时还会削弱身体的免疫力，让身体更容易受到炎症的侵袭，诱发痛风。长期熬夜的患者，痛风发作的频率可能更高，病情也可能更严重。因此，痛风患者应养成良好的作息习惯，保证充足的睡眠，尽量在晚上 11 点前入睡，每日睡眠时间维持在 7~8 小时。

痛风患者应牢记以上 3 点，保持健康的生活方式，这对控制痛风病情、减少发作次数、提高生活质量意义重大。若痛风症状严重或发作频繁，务必及时就医。

4. 什么情况下需要考虑手术治疗痛风石？

当出现以下情况时，通常需要考虑通过手术治疗痛风石。

（1）痛风石较大，影响关节功能

痛风石体积不断增大，会对周围组织和关节结构产生压迫和破坏，严重限制关节活动，影响患者日常生活，如手部痛风石会导致手指无法正常屈伸，影响抓握功能，此时手术切除痛风石可解除压迫，改善关节功能。

（2）痛风石破溃不愈

痛风石表面皮肤破溃，形成窦道，持续排出白色尿酸盐结晶，难以自行愈合，不仅影响患者的生活质量，还易引发局部感染，严重时可导致全身感染，手术清创有助于清除病灶，促进伤口愈合，降低感染风险。

（3）痛风石影响重要器官功能

当痛风石压迫器官、血管、神经，影响其正常功能时，需考虑手术干预。

（4）药物治疗效果不佳

经过规范、足量的药物治疗，血尿酸水平仍难以控制在目标范围，且痛风石持续增大或增多，此时手术可作为辅助治疗手段，快速降低体内尿酸盐负荷，提高治疗效果。手术治疗痛风石有严格的适应证和禁忌证，患者需在医生评估后，根据自身情况选择合适的治疗方案。

（魏光成）

第四节　强直性脊柱炎

强直性脊柱炎（ankylosing spondylitis，AS）是一种主要侵犯骶髂关节、脊柱、脊柱旁软组织及外周关节的慢性炎症性疾病，可伴发关节外表现如葡萄膜炎、炎症性肠病等，严重者可发生脊柱畸形和强直，附着点炎为其特征性病理改变。

AS 属中医学"痹证""大偻"范畴，病位主要累及肾、督脉，病性为本虚标实、虚实夹杂，病机为肾督亏虚为本，湿热、寒湿痹阻为标，瘀血贯穿疾病始终。《医学衷中参西录》认为"凡人之腰疼，皆脊梁处作疼，此实督脉主之……肾虚者，其督脉必虚，是以腰疼"，强调了肾督亏虚为本病之本，先天不足、房事劳伤或久病后，易感受外邪发为本病；《诸病源候论》指出"若虚则受风，风寒搏于脊膂之筋，冷则挛急，故令背偻"，则强调外邪致病。曹炜教授从"双元"理论出发，认为本病亦与脾密切相关。脾肾互济，脾之阳气须得肾阳温煦而健运，肾中精气又赖脾胃化生的水谷精微而不断补充，肾阳虚衰不能温煦脾土，则正气亏虚，易受风寒湿邪之气侵袭。邪气在经脉，累及筋骨、肌肉、关节，不通则痛；寒邪易伤阳气，性凝滞、收引；湿为阴邪，性黏滞，易化热，邪气累及脏腑则寒湿、痰浊、瘀血内生，内外合邪，筋骨经络闭阻；久之筋脉失于濡养则挛急，骨失淖泽则筋骨关节痛，发为本病。

一、临床体会

1. 骨弱本在于肾

炎性下腰痛是 AS 最典型的临床症状，腰背疼痛及附着点炎等临床表现皆与肾虚相关，肾虚则骨弱。《石室秘录》认为："背脊骨痛者，乃肾水衰耗，不能上润于脑，则河车之路干涩而难行，故尔作痛。"《灵枢·经脉第十》指出："督脉之别，名曰长强，挟膂上项，散头上，下当肩胛左右，别走太阳，入贯膂。"腰背居人体阳位，足太阳膀胱经与督脉经过。足太阳膀胱经夹脊，抵腰中，为阳中之巨阳。督脉贯脊属肾，总督一身之阳气。两经之阳气依赖肾气蒸腾气化。腰为肾之外候，腰痛无论虚实皆本于肾。附着点是指韧带、筋膜等和骨骼、关节连接的部位。肝主筋，肾主骨，癸水生乙木，肝阴根于肾阴，肝肾亏虚之根本在于肾。现代医学研究发现 AS 的发生与 *HLA-B27* 高度相关，并有家族性发病倾向，这也为证明本病的发生与禀赋不足、肾精亏虚相关提供依据，可见肾虚是本病发病的基础。

2. 筋失所养责之于肝

肝与 AS 发病亦密切相关，肝藏血、主筋的生理功能失调在本病的发生发展过程中具有重要作用。《诸病源候论》曰："肝主筋而藏血……冷则挛急，故令背偻。"《素问·痹论》指出："痹在于骨则重……在于筋则屈不伸。"AS 的早期病变特点是肌腱附着点炎，后期可导致脊柱韧带钙化。肌腱及韧带等附着于骨而聚于关节的组织即中医学所言之筋。若肝血充盈，筋得所养，则运动灵活有力，若肝之气血衰少，筋膜失养，则筋急拘挛，腰背强直、关节屈伸不利；此外，葡萄膜炎、炎症性肠病等也与肝脏和足厥阴肝经密切相关。

3. 湿、痰、瘀责之于脾

湿为阴邪，其性黏滞，常与寒邪或热邪相合，形成寒湿或湿热之证，导致不同类型的痹阻证。在 AS 的临床表现中，晨僵，活动不利，关节僵硬、困重等症状与湿邪的特点非常相似。现代医学发现肠道菌群失调与 AS 存在密切联系。一则脾主运化，脾虚则运化无力，导致水湿内停，阻滞经络、筋骨、脏腑等，导致气血流畅受阻，产生瘀血；二则脾主统血，脾虚则气血不足，气虚无法推动血流，血虚则血脉不通，最终导致气虚血瘀的形成。

二、辨治思路

1. 补肾益督以壮骨

肾虚是本病发病之基础，治疗上应以补肾强督为核心，重在恢复肾精的生化能力，增强脊柱及关节的功能，从根本上缓解病情。肾虚可以分为肾阴虚和肾阳虚，二者的临床表现不同，治疗上也有所不同。久痹不已，暗耗阴血，累及肝、肾，多见肾阴虚证，可表现为五心烦热、盗汗、口干、关节疼痛、脊柱强直等症状，治疗以滋补肾阴为主，常用左归丸、独活寄生汤加减，以滋阴清热，养护筋骨。AS 早期阶段的治疗多以补肾益督、散寒除湿为主。久痹不愈，耗伤精气，阴损及阳，累及肾阳，可致肾阳亏虚证，患者常见畏寒、腰膝冷痛、关节僵硬，伴活动受限等表现，治疗以温补肾阳为主，常用金匮肾气丸、右归丸加减，以温补肾阳，促进气血运行，缓解脊柱僵硬。

2. 柔肝养血以强筋

肝与肾在生理上密切相关，所谓"肝肾同源"。肾虚往往导致肝血不足，而肝血不足则进一步影响筋脉的柔韧性和活动性。在补肾强督的基础上，辅以柔肝强筋，是 AS 治疗中的重要治法。肝血能够滋养筋脉，肝血不足会导致筋脉失养，进一步加重脊柱和关节的僵硬，因此，通过柔肝强筋可以有效改善筋脉的柔韧性，缓解关节活动受限和疼痛。

在 AS 发病过程中可出现肝气郁滞、肝火上炎等实证，表现为葡萄膜炎、筋脉拘急不舒等症，也可出现肝血亏虚、肝阴不足等虚证，表现为腰骶隐痛、筋脉酸痛等症，治疗上以调理肝血、舒筋活络为主，常用方剂包括四物汤加减，以滋补肝血，缓解筋脉的挛急僵硬。对肝血亏虚明显的患者，适当加用活血通络的药物，如鸡血藤、桑寄生等，可以进一步增强舒筋活络的作用，改善关节僵硬、疼痛。AS 患者病程长且易反复，青年人多发，常伴有情志抑郁、脉沉弦紧等症状，可给予柴胡疏肝散加减以疏肝理气。若伴有双目涩痛、视物不清等症状，可取逍遥散之意，于养血疏肝解郁的基础上加用密蒙花、桑叶、菊花之品，使肝气上升有度，清气上荣达目。

3. 健脾益气以祛湿

"诸湿肿满，皆属于脾"，关节的肿胀与活动受限，正是湿邪侵袭的表现。湿邪困阻，需从脾着手，通过恢复脾气，不仅可以改善脾脏对水湿的运化功能，还能调理体内免疫系统。脾主四肢，除了四肢肌肉外，脊柱的滋养亦依赖脾的正常运化。在辨病与辨证结合的基础上，常选用土茯苓、麸炒苍术、泽泻等药改善关节肿胀，选用薏苡仁、党参、白术、茯苓以健脾利湿。

三、预防调护

1. 疾病管理

AS 病程漫长、易迁延反复且需要长期药物治疗，患者常存在焦虑、抑郁等不良情绪状态，应当建立良好的医患合作模式，对患者及其家属进行疾病教育，帮助患者及其家属正确认识疾病，减轻心理负担。建立以患者为中心、以行动为导向的自我管理方案，实现医患共同决策，提高患者的依从性，定期随访监测。

多项研究表明，睡眠质量低的人的健康状况、生活质量、情绪状态及工作能力相关指标均低于睡眠质量良好者。从事重体力工作的 AS 患者更有可能出现永久性或暂时性的工作障碍及更多的功能限制，同时可能加剧炎症对骨的损害。应指导患者改变不良生活方式，保证睡眠质量和时间，适劳逸，慎起居，避风寒。

2. 饮食调护

一般情况下，AS 患者没有特殊的饮食禁忌。根据病情建议患者以抗炎饮食为主，如地中海饮食结构，摄入大量的蔬菜、水果、海鲜、五谷杂粮、坚果和橄榄油，以及少量的牛肉和乳制品、酒类等有助于改善关节炎症状，减少炎症。

AS 患者日常可摄入补肾类及活血类药食同源食物。补肾类食物，如黑木耳、桑椹、板栗、核桃、小茴香、干姜、葡萄等；活血类食物，如山楂、桃仁、茄子、油菜等。推荐摄入高膳食纤维食物；宜进食含钙量高的食物如大豆制品、奶制品等，有助于预防骨质疏松；适当减少淀粉类食物的摄入，有助于调节肠道菌群，减轻炎症症状；忌用寒凉食物及性味苦寒之品。戒烟限酒，控制体重。

3. 生理姿势

对 AS 患者来说，保持良好的生理姿势是非常重要的。为预防 AS 患者可能过早发生的脊柱强直，造成驼背畸形，保持各个关节的活动功能，除急性期和活动期有严重疼痛的时期以外，都应当进行姿态的矫正和关节功能的锻炼。患者在行走、坐、卧时，要保持正确的姿势，站立时应尽量保持挺胸、收腹和双眼平视前方的姿势。坐位也应保持胸部挺直。尽量避免长时间维持同一姿势，比如长时间坐在沙发上看电视或上网，会增加脊椎的负担。睡觉时应睡硬板床，垫低枕头，多取仰卧位，伸直腿，避免促进屈曲畸形的体位。如果出现上胸椎及颈椎受累，应停止用枕头。定期测量并记录身高，可发现不易察觉的早期脊柱弯曲。

4. 功能锻炼

患者应该养成每日运动的习惯，运动可以帮助减少关节僵硬，维持伸展性以延缓病情发展。建议在专业人士的指导下进行非冲击性运动（如游泳、柔软操等），避免可能导致脊椎过度受力或弯曲的活动。运动可有效改善患者的临床症状、关节功能、心理状态及生活质量。应鼓励患者坚持规律的运动习惯，可选择的运动包括有氧运动、关节活动性训练、柔韧训练。运动频率建议上午、下午各 1 次，每次运动时间尽量控制在 20 分钟以内。

（1）颈椎锻炼方法

①站立，两脚分开，与肩同宽，双手拇指向下推按颈部肌群 2 分钟，然后向上点按风池穴 10 分钟；②颈项争力，抬头望天，望天时头部后仰到极限，还原，然后低头看地，看地时下颌尽力贴近胸部，还原，抬头时呼气，低头时吸气；③仙鹤点头，头颈向上向前探，然后向后向下伸，重复动作 10 次；④左右旋转，头向左或向右缓慢地旋转到最大限度（用力不可过猛），左右各重复 10 次；⑤左右侧屈，头部向左或向右缓

慢侧屈，身体保持不动，左右各重复 10 次；⑥结束动作，头颈、双臂自由活动数次，深呼吸，结束。

（2）腰椎锻炼方法

①站立，两脚分开，与肩同宽，双手叉腰，拇指向前，四指在后按住腰部两侧肾俞穴，腰部环形摆动，顺时针和逆时针各重复 10 次；②仰卧位，吸气的同时，用双侧脚后跟和头颈部做支点，腰部用力向上挺，呼气的同时，恢复仰卧，重复 10 次；③俯卧位，双下肢伸直，双手向后，使头部、两侧上肢和下肢同时向上抬，做背伸动作，重复 10 次（以上这些动作，刚开始练习时，重复次数可少些，以后逐渐递增）。

（3）传统功法

太极拳、八段锦等传统功法，可通过调身、调心、调息，使形神合一，具有内调脏腑、外练形体、畅达情志的作用。

5. 中药泡脚

中药内服、外洗结合，标本同治，疗效较好。曹炜教授常用的浸浴方为：制川乌 30 g、桂枝 30 g、羌活 30 g、细辛 30 g、独活 30 g、红花 30 g、防风 30 g。将上述药物加水煮沸，煮沸后将药液倒入洗脚盆中，待水温适宜后泡脚。每次泡脚时间控制在 20~30 分钟，水温保持在 40 ℃左右，避免泡脚时间过长或水温过热。

四、医患问答

1. AS 患病率高吗?

在我国,AS 的患病率约为 0.3%,男女患病比为 2∶1 ~ 4∶1,好发年龄为 15 ~ 40 岁。

2. AS 有遗传性吗?

AS 有明显的家族遗传倾向,患者的Ⅲ级亲属、Ⅱ级亲属、Ⅰ级亲属的患病率依次升高。在已知的 AS 基因变异中,*HLA-B27* 与本病的关联最为显著,*HLA-B27* 阳性是中轴型脊柱关节炎(spondyloarthritis,SpA)的诊断标准之一。现有研究已明确 AS 有 24.4% 的遗传性:*HLA-B27* 决定 20.1% 的遗传性,*HLA-B* 以外的其他位点决定 4.3% 的遗传性。*HLA-B27* 阳性只说明对 AS 等疾病有易感性,并不意味着一定会患 AS,目前越来越多 AS 的易感基因被发现,未来仍需开展大量的多因素关联研究。

3. AS 患者应如何运动锻炼?

运动对 AS 患者非常重要,适当的运动可以帮助保持关节的灵活性,减缓脊柱的僵硬。建议进行低冲击的有氧运动,如游泳、太极拳等,这些运动能够增强肌肉力量,同时不会对关节产生过大的压力。此外,定期的拉伸运动有助于保持脊柱和关节的活动度。但应避免剧烈的、可对脊柱和关节造成冲击的运动,建议在专业康复师的指导下进行。

4. 如何改善 AS 患者的疼痛症状?

疼痛的管理是 AS 治疗中的关键环节，既要控制炎症，又要缓解患者的症状。应对疼痛的措施包括药物治疗、物理疗法、运动康复以及心理调节。药物治疗是控制疼痛的首选手段。非甾体抗炎药如布洛芬、塞来昔布等，能够抑制炎症反应，减轻关节疼痛和僵硬。在早期或轻度患者中，非甾体抗炎药往往能有效缓解症状。但对症状较重或传统药物疗效不佳的患者，生物制剂如肿瘤坏死因子-α（TNF-α）抑制剂（依那西普、阿达木单抗）或白细胞介素-17（IL-17）抑制剂（司库奇尤单抗）等能够更精准地抑制引发炎症的免疫因子，从而显著减轻疼痛并延缓病情进展。此外，物理疗法如热疗在疼痛管理中起到重要的辅助作用，可以放松紧张的肌肉，促进血液循环，缓解僵硬感和疼痛。同时，每日坚持进行柔和的拉伸运动，有助于防止脊柱的僵硬和畸形，同时缓解由肌肉紧张引起的疼痛。

5. AS 患者能否在高寒环境中生活和工作?

AS 患者在高寒环境中生活和工作时需要特别注意，因为寒冷气候可能会对病情产生不利影响。低温会导致血管收缩，影响局部血液循环，从而加剧脊柱和关节的僵硬感，尤其是在晨起或长时间静止后，活动会变得更困难。此外，寒冷天气还可能诱发或加重关节炎症，增加疼痛和不适感，甚至可能引发病情的反复或加重。长期处于寒冷环境中还可能导致免疫力下降，抗病能力降低。因此，建议患者在寒冷环境中时要做好保暖工作，穿戴适当的御寒衣物，同时定期进行适当的热身运动以促进血液循环，保持关节的灵活性。如果需要在寒冷环境中工作或生活，最好在风湿病科医生的指导下调整治疗方案，确保病情得到有效控制。

（石金杰　押玉珑）

第五节　干燥综合征

干燥综合征（Sjögren's syndrome，SS）是一种以累及外分泌腺体为主的弥漫性结缔组织病，特征表现为 B 淋巴细胞异常增殖及组织淋巴细胞浸润。典型症状包括干燥性角结膜炎和口腔干燥症，可伴内脏受累。本病分为原发性和继发性两类，后者继发于其他结缔组织病。流行病学调查结果显示，在我国，SS 的患病率为 0.29% ~ 0.77%，老年人群患病率达 2% ~ 4.8%，好发于女性（男女比为 1∶10 ~ 1∶9），30 ~ 60 岁为高发年龄段。目前 SS 的治疗现状不佳，生物制剂及免疫抑制剂在临床试验中尚未显示出显著疗效。

SS 属中医学"痹证"范畴，病名为"燥痹"，以"内燥"偏盛为核心病机，致脏腑阴阳失调、气血津液失和。其形成多源于气阴两虚：气虚则津液输布失常，或致津亏生燥，或湿郁化燥。《景岳全书》所言"燥胜则阴虚"，揭示了阴虚与燥邪的互化关系。临床多兼见痰湿、血瘀等证候，病程呈现动态演变：初期湿邪夹杂，渐现燥热内生，终致气阴两虚加重，甚伴血瘀热毒。国医大师路志正教授提出"燥湿互济"理论，指出燥湿二邪在原发性 SS 中常相互转化，临床多见燥湿相兼之证。单纯祛湿或润燥易致顾此失彼，如滋燥碍湿、化湿伤津。曹炜教授承此学术思想，立足"燥湿互济"理念，系统探讨本病病机演变规律及中医治疗策略，为临床辨证施治提供新思路。

一、临床体会

1. 脾胃失调，燥湿失济

脾胃失调及津液代谢障碍是 SS 产生的重要内因。脾、胃为津液之本，脾为阴土，喜燥恶湿，脾之湿依赖胃阳以运化；胃为阳土，喜润恶燥，胃阴则依赖脾湿以滋润。脾升胃降，燥湿互济，共同承担运纳之职，脾胃失调则燥湿失调。《素问·经脉别论》云："饮入于胃，游溢精气，上输于脾。脾气散精，上归于肺，通调水道，下输膀胱。水精四布，五经并行。"水谷精微化生的精气营血，藏之于脾，依赖脾阳的蒸腾作用化为精微，脾气散精并输布全身，滋润脏腑器官，令肌肤孔窍得以润泽。脾气与脾阴互根互用，脾气的活动以脾阴为物质基础，脾气可生阴血，统摄血液而固阴，脾阴亦能化生脾气。若脾阴不足，脾气功能受损，导致津液无法正常布散，聚而生湿，或津液亏损而生燥，最终形成燥湿失调。脾气阴两虚，津液亏损，血涩脾弱，湿痰蕴积，热而化燥，症状持续难愈。

2. 肾元亏虚，燥湿兼化

肾主司津液代谢。肾阳蒸腾水液化为三焦雾露以濡润宗筋，肾阴沉降浊液归于膀胱以别清浊，二者协同维系机体燥湿平衡。肾精亏虚可致津液生成、输布失常，肾在体合骨、其华在发、在窍为耳及二阴的生理特性，也可解释 SS 患者多发龋齿、脱发、外阴干燥等症候。

正是这种津液代谢的核心调控失衡，为燥湿病邪的交互转化埋下了伏笔。六淫中本属对立的燥湿二邪，在《医原》"往往始也病湿，继则湿又化燥""往往始也病燥，继则燥又夹湿"的论述中展现出动态演进特征：其一，肾虚气化失司致津液输布障碍，燥邪阻滞反致水湿内生，出现口黏、便溏等燥湿并见之象；其二，湿郁日久化热，灼津成燥；其三，气化枢纽失常引发代谢紊乱，形成燥湿胶结的复杂病态。这种由本虚（肾元亏虚）致标实（燥湿互结）的病理链条，在 SS 中尤为显著：口眼干燥之燥象与舌苔腻、黏膜黏滞之湿征并存，正体现了燥湿转化的复杂性。临床当以动态辨证把握病机演变，既不可单用润燥助湿，亦不能专事祛湿伤津，当以动态辨证调和阴阳枢机。

3. 燥湿合病，脏腑失调

《素问·玉机真藏论》言："夫子言脾为孤藏，中央土以灌四傍。"脾、胃居中枢而调上下，其气机畅达则生机周流，四脏得养；若脾胃失和，气血不荣，则脏腑失濡而病生。五脏主汗、泪、唾、涕、涎五液，若燥邪伤气损津致五液枯涸，则五脏皆可燥。湿盛病在脾，燥邪则犯胃、肺、心、肝、肾，故临床上 SS 多为脾湿胃燥、脾湿肺燥等复合证候。如脾湿胃燥者见胃灼嘈杂、纳呆便结；脾湿肺燥者见痰黏、胸闷，伴咽干、咳嗽；脾湿心燥者见神扰不寐，伴口舌生疮；脾湿肝燥者见腹胀、黄疸，或目涩少泪；脾湿肾燥者见水肿、尿闭，伴渴饮、便结。此类复合病机常见于 SS 合并多系统病变者。

二、辨治思路

1. 燥湿互济，重在脾胃

根据路志正教授的学术思想，调理脾胃是燥湿共济的核心，其中"顾润燥"体现了燥湿互济的精髓，而"持中央"则强调要始终立足于脾、胃，围绕其生理特性，兼顾润燥，从而达到燥湿互济的动态平衡。《素问·阴阳应象大论》云"谷气通于脾，雨水通于肾。六经为川，肠胃为海，九窍为水注之气"，这揭示了脾胃之气与五脏及九窍之间的紧密联系。若脾胃失调，五脏得不到胃气的滋养，九窍的功能便会受阻。对燥痹患者，单纯使用滋阴生津类药物往往疗效有限，只有配以清扬宣化的药物助脾健运，才能使津液得以生化，湿浊得以转化，燥湿兼顾，从而从根本上解决干燥问题。在用药方面，路志正教授强调药物应以轻、灵为贵，中病即止，避免药物过度芳香化燥伤阴，或渗利失当损伤津液。湿邪一旦得化，应适时使用补益调和的药物，达到"轻扬剂，和百病"的效果。

2. 燥湿互济，枢在肾元

肾元为一身阴阳之根本，全身阴液、阳气均源于此，治疗当遵"壮水之主，以制阳光"之旨，以六味地黄丸、左归丸等滋阴填精之剂为基础，酌情配伍阿胶、猪脊髓等血肉有情之品，以补益精血、滋养真阴。同时，遵《景岳全书》"善补阴者，必于阳中求阴"之训，宜在滋阴方中酌加淫羊藿、菟丝子、巴戟天等温润肾阳之品，或佐少量升麻、柴胡等升阳药物。如此配伍，一则寓"阳中求阴"之意，使阴得阳助而生化无穷；二则激发肾中阳气，增强气化功能，促进脾散精微、肝司疏泄、肺主通调，终使水津四布，燥象得除。

基于此阴阳互根之法，尤需破解阴虚夹湿之困局。燥痹病机常呈"阴虚为本，湿郁为标"的胶着状态，若徒用增液汤类滋阴，易致湿浊壅滞；单投二妙散辈燥湿，反伤阴助燥。故当以"补阴不滞，祛湿不燥"为则，构建双向调节体系。如SS患者见口眼干燥，伴苔白腻、便溏者，宜以生地黄、麦冬配伍藿香、佩兰，既育阴润燥，又芳香化湿；若湿郁化热，则佐黄芩、茵陈清利湿热而不劫阴。此治法的精髓在于把握"肾元－气化－津液"轴心，通过调节阴阳动态平衡，使滋阴与化湿之力如太极相生，终达"补阴不腻，祛湿不燥，以平为期"之效。

3. 燥湿互济，兼顾五脏

治疗燥痹当以调理脾胃为本、固护肾元为基，兼顾肺、心、肝，尤需辨明脏腑生克关系。《通俗伤寒论》言燥邪"先伤肺津，次伤胃液，终伤肝血肾阴"，可见燥邪可遍及五脏。在 SS 合并脏器受累时，常见脾湿与其余四脏燥并存的变证，治疗上需要谨慎，详细审查各脏腑燥湿的偏重。

临床上，伤津常为伤阴的先兆，随着病程的发展，津液亏损最终可能伤及精血，表现为燥极虚萎，病情逐渐深入，涉及肺、肝、肾等脏腑，且病程日久则患者体质逐渐虚弱。治疗时应根据辨证分期，结合重点症状选用相应的药物，增强药效，缓解患者症状。治宜分期辨证，据主症选药增效：脾湿胃燥取麦冬、石斛、芦根配半夏、厚朴；脾湿肺燥用沙参、百合佐杏仁、薏苡仁；脾湿心燥选莲子、天冬伍茯苓、白术；脾湿肝燥以生地黄、麦冬合猪苓、茵陈；脾湿肾燥取生地黄、女贞子、龟甲配泽泻、白茅根。

三、预防调护

1. 生活调护

（1）眼部护理：眼干的患者可以使用人造泪液，并保证周围环境湿润（如使用加湿器），以减轻角膜不适和损伤，降低感染风险。

（2）口腔护理：口干患者需戒烟酒，避免服用抑制唾液分泌的抗胆碱能药物（如阿托品、山莨菪碱）。唾液分泌不足者可通过咀嚼口香糖以刺激唾液分泌，并保持口腔卫生。唾液具有天然的抗菌作用，唾液分泌不足时应在餐后及时清除口腔内的食物残渣，预防龋齿和口腔感染。出现口腔溃疡时，可用生理盐水清洁口腔后局部涂抹 5% 甲硝唑，避免使用龙胆紫，以免加重口腔干燥症状。对口腔继发感染者，可采用制霉菌素等治疗常见的念珠菌感染；对唾液引流不畅发生化脓性腮腺炎者，应及早根据医生的建议使用抗生素，避免脓肿形成。

（3）皮肤护理：碱性肥皂会破坏掉人体分泌于皮肤表面的油脂保护层，对因汗腺受累引起的皮肤干燥、脱屑和瘙痒等症状，要少用或不用碱性肥皂，选用中性肥皂。要勤换衣裤、被褥，保持皮肤干燥。有皮损者应根据皮损情况予以清创、换药，如遇感染可适当使用抗生素。有阴道干燥、瘙痒、灼痛者，应注意阴部卫生，可适当使用润滑剂。

（4）呼吸道护理：鼻腔内等呼吸道黏膜干燥的患者，要注意保持环境温暖、湿润。在室外可以戴口罩以避免加重呼吸道黏膜干燥。在室内可将湿度控制在 50% ~ 60%，温度保持在 18 ~ 21 ℃，以缓解呼吸道黏膜干燥所导致的干咳等症状，并预防感染。

2. 饮食调护

SS 患者应遵循的饮食原则有下列 7 条。

（1）保证足够的水分摄入，每日的饮水量应达 2000～2400 ml。

（2）戒烟、戒酒。

（3）避免服用可引起口干的药物，如 α 受体阻滞剂、β 受体阻滞剂、抗抑郁药、马来酸氯苯那敏、阿托品等。

（4）避免进食辛辣、香燥、温热之品，如酒、茶、咖啡、各类油炸食物、羊肉、狗肉、鹿肉、鹿茸，以及肉桂、姜、葱、蒜、辣椒、胡椒、花椒、茴香等，以防助燥伤津，加重病情。

（5）多吃能够滋阴清热生津的食物，如鲜藕、丝瓜、芹菜、马兰头、黄花菜、枸杞芽、淡菜、甲鱼、西瓜、香蕉、鲜梨等。

（6）口舌干燥者可以常含话梅、藏青果等，或常饮酸梅汁、柠檬汁等生津解渴的饮料。

（7）保持口腔清洁，勤漱口，以减少龋齿和口腔继发感染。

由于 SS 病程相对较长，故患者在遵循以上饮食原则的同时，不可过度忌口，否则长年累月，影响营养的吸收，反而于病情不利。

3. 茶饮调护

（1）口干的茶饮方

80%的 SS 患者因唾液分泌减少而自觉口干、舌干痛、有口臭，甚至丧失味觉。典型舌象特征表现为舌质红绛、苔少，舌面呈镜面样改变。此时患者可以使用润安饮缓解口干，润安饮的组成及使用方法如下。

组成：百合 20 g、芦根 20 g。

用法：沸水冲泡代茶，每日频饮。

（2）眼干的茶饮方

SS 患者泪腺分泌功能下降，会导致干燥性角结膜炎，临床表现为眼干涩、痒痛、畏光、烧灼感、异物感或眼前幕布状遮蔽感、眼疲乏或视力下降、泪少，伤心时流不出眼泪。此时患者可采用桑菊斛麦饮来缓解症状，桑菊斛麦饮的组成及使用方法如下。

组成：桑叶 10 g、菊花 10 g、石斛 10 g、麦冬 10 g。

用法：沸水冲泡代茶，每日频饮。

（3）皮肤干燥的茶饮方

SS 除累及泪腺、唾液腺外，还经常累及其他外分泌腺。当累及鼻黏膜腺时，表现为鼻腔干燥、鼻痂、鼻衄和嗅觉灵敏度下降；累及皮肤汗腺时，表现为皮肤干燥、瘙痒甚至皮肤萎缩，此时患者可以用百合梨汤调理，百合梨汤的组成及使用方法如下。

组成：大雪花梨1个、百合10g、麦冬10g、胖大海5枚。

用法：将大雪花梨洗净切成菱形块，与另外三药加水同煮，待梨八成熟时放入适量冰糖，取汤食用。

（4）失眠的饮食调护

SS患者的睡眠障碍发病率较高，多数存在中重度睡眠障碍，严重影响患者的身心健康。此时患者可采用安神饮来缓解症状，安神饮的组成及使用方法如下。

组成：酸枣仁10g、玄参10g。

用法：沸水冲泡代茶，每日频饮。

4. 关注淋巴瘤风险

SS患者在出现淋巴瘤之前可有巨球蛋白血症和单克隆高γ球蛋白血症，淋巴瘤发生后，高γ球蛋白水平可降低至正常水平或偏低，自身抗体消失。我国大多数SS患者均合并腺体外系统损害，必须密切随诊。当出现腮腺、脾脏、淋巴结的持续肿大，咳嗽、呼吸困难，以及单侧的肺部肿块和持续的雷诺现象时，要高度警惕淋巴瘤的发生。

四、医患问答

1. 得了SS，眼睛总是干的，在生活中要怎么护理呀？

患者应注意休息，减少用眼及避免强光刺激，不宜久看电视、久用电脑，参加户外活动时可佩戴护目镜，以防强光和风沙刺激。饮食宜清淡，多食动物肝脏、豆类、蛋类、奶类、蔬菜、水果等富含蛋白质、维生素的食物，并保持心情愉悦。注意用眼卫生，避免用手等部位按揉眼睛，以防止感染。热敷能有效缓解双目疲劳感。适当使用人工泪液以缓解眼睛干涩。

2. 外治法可以治疗 SS 吗？

多种外治疗法可用于 SS 患者，可有效缓解症状，提高患者的生活质量。如针灸（常用穴有睛明、四白、廉泉、曲泽、气海、地仓、颊车、金津、玉液、足三里、三阴交等），可以改善口干、眼干症状；推拿按摩；中药雾化吸入（将中药药液转化为气雾，经口鼻吸入人体）等。

（张馨文　押玉珑）

锦囊 2：干燥操

（1）首先对以下面部穴位进行点按，顺序为四白→地仓→迎香→睛明→攒竹→刮眉弓→太阳，同时点按双侧穴位，每个穴位点按 5 秒。

（2）双手拇指按摩颌下腺：双手拇指置于两侧颌下腺处，其余四指置于面部，拇指从下颌骨根部的柔软位置向前按揉，使津液充满口腔，再分几次将津液咽下，可以提高唾液腺的分泌功能。

（3）干洗脸：双手掌心相对，快速摩擦至掌心微热；随后将温热的掌心轻按于面部，从额头起始，依次沿着眉心、鼻梁、脸颊、下巴等部位，向下、向外轻轻搓擦；按此顺序重复3~5次，每次搓擦时间为1~2分钟。

（朱　珂）

第六节　风湿性多肌痛

风湿性多肌痛（polymyalgia rheumatica，PMR）以近端肌群（如肩带肌和盆带肌）及颈肌的疼痛和僵硬为主要特征，常伴随红细胞沉降率显著增快和非特异性的全身症状。本病病因不明，一般为良性过程，且与增龄密切相关，随着年龄的增长，发病率逐渐增多，50岁之前患本病者甚少。女性患者较男性患者多2~3倍。有家族聚集发病现象。目前临床主要应用糖皮质激素治疗PMR，疗效确切，但长期服用激素会有一定的不良反应。研究表明中西医结合治疗可达到增效减毒的效果，同时能调节炎症指标，缓解肌肉僵痛和晨僵，改善生活质量。

《素问·长刺节论》中所言"病在肌肤，肌肤尽痛，名曰肌痹"，与 PMR 的病位、临床表现均一致，故可认为本病属中医学"肌痹"范畴。《素问·长刺节论》中特别强调肌痹的典型症状为"肌肤尽痛"，与《素问·痹论》中"风寒湿三气杂至，合而为痹也……以至阴遇此者为肌痹"的理论相呼应，但前者更聚焦于肌肉层面的病理特征。《严氏济生方》曰："肌痹之为病，应乎脾。"脾司运化，若脾土失于健运，则水湿内停，久郁化热，形成湿热内蕴之体；肾为先天之根，久病及肾，则精气亏虚，既致卫外不固而易感外邪，又因气化失司引发水液代谢障碍，临床可见腰膝痿软、尿闭、水肿等证候。外因则以风寒湿邪侵袭为主，当机体正气不足时，外邪乘虚而入，与内蕴湿热相搏，痹阻肌肉经络，形成"不通则痛"的病理状态。曹炜教授从"双元"理论出发，认为本病以脾肾亏虚为本，湿热内蕴为标，属本虚标实、虚实夹杂证，治疗宜以健脾益肾、祛湿化痰为主。

一、临床体会

1. 脾肾亏虚为本

《杂病源流犀烛》言："湿喜归脾，流于关节，四肢疼痛而烦。"脾主运化水湿，脾土受困，运化失权，则湿热内生；复感外邪，内外相引，湿热流注于肌肉关节而见疼痛。脾胃为气血生化之源，营养肌肉、腠理，又主运化水湿。若饮食不节，生冷不忌，损伤脾胃，或过食膏粱厚味，脾胃呆滞，或忧思过度，或劳倦伤脾，致使脾胃虚弱，脾胃虚则气血营卫随之亦虚，不能营养四肢肌肉，而致腠理疏松，外邪侵入则易发肌痹。气血为外邪所闭，脉络受阻，不通则痛，故可发生肌肉疼痛等症状。病久脾虚不能运化水湿，致水湿停留，蕴湿成痰，痰浊阻络，故见四肢沉重、肿胀、无力，甚至肌肉萎缩、麻木不仁。病程迁延日久则损及心、肾，心阳受阻，肾虚开阖不利，水液代谢受阻，则出现心悸气短、腰酸腰痛、尿少、浮肿等症状。

2. 湿热内蕴为标

《诸病源候论》曰："人腠理虚者，则由风湿气伤之，搏于血气，血气不行，则不宣。真邪相击，在于肌肉之间，故其肌肤尽痛。然诸阳之经，宣行阳气，通于身体，风湿之气客在肌肤，初始为痹，若伤诸阳之经，阳气行则迟缓，而机关弛纵，筋脉不收摄，故风湿痹而复身体手足不随也。"风善行而数变，为百病之长，发腠理；寒主收引，助风内侵。风寒相合，筋脉拘挛。湿邪黏滞，阻滞经络气血，筋脉失养而痛。外邪客于肌肤，久留不去，使营卫更虚，营卫气血运行不畅则发为肌痹。肌痹急性期常见肌肉痛不可触、恶寒高热、关节肿痛，此时多为湿热之邪或风寒湿邪乘虚外侵，日久化生湿热凝涩筋脉而致。外受湿热所袭，湿热相搏于肌肤，则肌肉酸痛，或伴身热口渴、心烦不安、困倦乏力等症。病久伤阴耗血，筋脉肌腠失于荣养，则出现肌肉萎缩、肢体麻木。

二、辨治思路

PMR 活动期的核心治疗原则在于清热利湿，常用白术、茯苓等健脾渗湿药物以固护中焦；缓解期则侧重于温补脾肾、调养气血，确保气血生化充盈并滋养筋脉。活血通络法贯穿整个治疗过程中，配合当归、川芎等活血养血药物，起到祛瘀生新的作用。诊疗过程应注重病证结合，既遵循传统的辨证论治，又根据疾病的病理特点进行专病专药的配伍。

1. 清热除湿

PMR 患者多为急性起病，症状主要表现为晨间肩背或全身酸痛、僵硬，伴随恶寒、低热、乏力等。实验室检查通常会发现红细胞沉降率增快，提示体内存在明显的炎症反应。本病虽多以湿邪为首要病因，然久蕴化热，湿热交蒸，伏于肌腠，如油入面，最易迁延难愈。此时治宜清热除湿，若湿热蕴久不去亦将加重病情，病变迭出。此阶段 PMR 患者常表现为肌肉和关节的明显疼痛或肿胀，伴随肌肉无力，同时出现恶寒发热、身重疲倦、乏力等全身症状。此外，患者常感口中黏腻不爽，舌质偏红，舌苔黄腻，脉象滑细而数，此时应以健脾利湿为主，帮助脾胃恢复运化功能，排除体内湿浊，临床常用四妙散加减治疗。

2. 补益脾肾

久病耗气伤阴，累及脾、肾，气阴两虚与脾肾亏虚相互影响，PMR 患者通常会有一定程度的四肢肌肉疼痛，伴面色无华、精神不振、腰膝酸软、四肢软弱无力等症。因此，在缓解期的治疗应以健脾益肾、补气养血为主，旨在恢复脾胃的运化功能，补足气血，增强肾脏的固摄和生精功能，改善患者的体质和症状。健脾可以使用益气升阳的药物如黄芪、党参等，以增强脾胃的运化功能，促进气血生化；益肾则可用补肾填精的药物如熟地黄、山药、杜仲等以补肾精，改善腰膝酸软、四肢无力的症状。补气养血的药物如当归、白芍、枸杞子等，能够补益气血，帮助调节机体的阴阳平衡，缓解潮热和虚弱等症状。

3. 活血通络

久病则瘀滞，气虚则血停。湿热之邪日久不去，扰及血络，导致血络运行不畅，而络气留滞成瘀，终致湿热之邪夹瘀滞于络中，遂发生"瘀热入络"的病机演变；又本病后期常用补益之品，补益药多偏静，故配伍活血之剂促进血运，寓补于通，使补而不滞。故临床宜将活血通络法贯穿肌痹治疗始终。

4. 联合中医外治法

PMR 病位在筋肉，虽较骨骼表浅，但遍及全身且通过经络相连，经络气血运行不畅为其基本病理改变。中药熏蒸疗法治疗范围较广，可覆盖全身大部分区域，中药蒸汽与病变部位充分接触，并可通过对温度的控制调节治疗力度，增强疗效。

三、预防调护

1. 定期随访和监测病情

对 PMR 患者而言，定期随访和监测病情至关重要。长期使用糖皮质激素进行治疗虽然可以有效缓解症状，但也伴随病情出现较大波动和药物副作用风险。因此，患者应定期随访，以评估病情进展，调整药物剂量，避免症状复发或过度用药。同时，监测炎症指标如红细胞沉降率和 C 反应蛋白能够帮助判断疾病活动性，并指导治疗方案的调整。此外，长期使用糖皮质激素容易导致骨质疏松、高血压、糖尿病等并发症，患者应定期监测骨密度、血压和血糖，预防代谢问题的发生。结合这些检查，医生还会提供生活方式的建议，如增加钙和维生素 D 的摄入，进行适度运动，以减少药物副作用，改善患者的整体生活质量。通过这样的监测与管理，患者可以更好地控制病情，预防并发症的出现，提升生活质量。

2. 日常调护

PMR 患者在饮食上要注意保持营养均衡和荤素搭配，应该多吃水果蔬菜、谷类、低脂肉类及奶制品，控制食物中的盐量（少盐），以防止因糖皮质激素的使用而引起体内过多的液体潴留及高血压的发生。同时，最好避免食用容易加剧炎症的食物如高糖、高钠食物，油炸食品，加工肉类及含糖饮料等。

PMR 患者长期疼痛，甚则卧床，导致四肢肌肉活动量明显减少，日久可导致肌肉失用性萎缩。因此，在积极控制病情后要注意加强体格锻炼，可练习太极拳、太极剑或五禽戏等增强骨骼和肌肉的力量，减少发生肌肉萎缩的风险。

3. 心理调护

进行心理治疗对 PMR 患者是非常重要的。由于 PMR 是一种慢性疾病，治疗有一定难度，不少患者在治疗初期存在急躁情绪，或因为持续的疼痛和身体不适感到沮丧或焦虑，对坚持长期治疗缺乏足够的思想准备。患者应遵循医嘱，按时服药，并定期复诊，只要积极治疗，大多数患者的病情可被有效控制，并能正常进行日常生活和工作。除此之外，患者可保持与亲友的联系，也可加入 PMR 患者的支持小组，与其他患者交流经验、互相鼓励和相互支持。因此，无论是患者还是医务人员，对治疗本病均应有充足的信心。如果持续感受到情绪困扰，可以寻求专业心理咨询师的帮助。

四、医患问答

1. 如何辨别普通的肌肉疼痛和 PMR？

PMR 通常突然发作，表现为在早晨醒来时出现肩背或全身酸痛、不适，伴低热、乏力等症状。有时也可隐匿起病，持续数周或数月，并且常常伴有体重减轻等。典型表现为双上臂及臀区至大腿部疼痛，以及肌肉酸痛导致的双肩抬起困难和双下肢蹲起困难，同时还常伴有颈部疼痛和僵硬，严重者甚至无法起床。有些患者还伴有关节疼痛，如手指间关节、膝关节、髋关节等，并可能有关节肿胀。实验室检查通常显示红细胞沉降率明显增快，可能有轻度至中度贫血，C反应蛋白和肝酶轻度升高，肌电图和肌活检多正常。因此，老年人如果出现不明原因的发热、红细胞沉降率增快和无法解释的中度贫血，并伴随穿衣、举臂、下蹲及起立困难，应尽快前往风湿免疫科就诊，以明确是否患有PMR，避免延误治疗。

2. PMR患者需要补钙吗？

临床上，中西医治疗本病多以非甾体类抗炎药物和糖皮质激素为主，长期应用糖皮质激素有导致骨质疏松、继发性骨折、高血压、糖尿病等疾病的风险。因此，加强对本病的认识，进行及时、正确的治疗，注重日常生活的调护尤为重要。日常饮食中可食用富含钙的食物，如酸奶、牛奶、绿叶蔬菜、豆制品等。但维生素D仅从食物中很难获取，因此建议额外补充维生素D。

3. 如何改善PMR患者的生活质量？

PMR常伴疼痛和僵硬，特别是在病情活动期，可能限制关节活动，影响日常生活和工作。然而，通过规范的治疗和有效的病情控制，大多数患者的症状可以得到缓解。除了药物治疗，患者还应注意生活方式的调整。适当的运动，如散步、轻度伸展运动，能够帮助维持关节的灵活性，减轻肌肉的紧张感。此外，良好的睡眠对患者的恢复至关重要。保证充足的睡眠，可缓解体内炎症和促进肌肉的修复。患者可以通过练习传统功法如太极拳、八段锦等改善血液循环，增强关节的灵活性，缓解 PMR 的症状，进一步提升生活质量。同时，根据病情调整工作和生活强度，找到适合的平衡点，是长期管理疾病并改善生活质量的关键。

（石金杰　押玉珑）

第七节　系统性硬化

系统性硬化（systemic sclerosis，SSc）又称硬皮病，是一种罕见而复杂的自身免疫性结缔组织疾病，以微血管损伤、先天性和适应性免疫失调以及皮肤和内脏器官的前变性组织纤维化为特征，临床上有多种亚型，其相关机制复杂，目前没有明确的病因。虽然 SSc 的发病率相对较低，但在所有风湿病中，SSc 的死亡率最高。然而临床医生往往很难在 SSc 的病程早期对此做出诊断，就诊时间过晚、相关并发症（如胃肠道和心脏受累）循证指南的缺乏成为治疗本病的阻碍，因此早期诊断至关重要。

SSc 的最早征兆包括雷诺现象和疲劳。雷诺现象是由血管神经功能紊乱、肢体小动脉痉挛导致的供应肢端的血液循环受阻，临床上表现为阵发性四肢末端（主要是手指、脚趾）对称性的间歇性发白、发绀和潮红。但这并非 SSc 的特异性征兆。

SSc 属中医学"皮痹"范畴。《诸病源候论》中"痹者，风寒湿三气杂至，合而成痹。其状，肌肉顽厚，或疼痛"，将皮肤顽厚作为 SSc 的主症，是最早描述 SSc 皮肤临床表现的著作。《素问·痹论》中记载："以冬遇此者为骨痹……以秋遇此者为皮痹。"《素问·痹论》记载"五藏皆有合，病久不去者，内舍于其合也。故骨痹不已，复感于邪，内舍于肾……肌痹不已，复感于邪，内舍于脾；皮痹不已，复感于邪，内舍于肺……痹在于骨则重；在于脉则血凝不流；在于筋则屈不伸；在于肉则不仁；在于皮则寒"，明确指出了皮痹的症状、病因、病机及转归。本病耗气伤阳而致脾肾阳虚。脾阳虚则水谷精微化生无力，难以充养肾阳；肾阳衰则不能上腾温煦脾阳，而致四肢清冷，指（趾）端皮色白如蜡状，每遇外寒而加剧。因此，可从脾肾论治 SSc。曹炜教授从"双元"理论出发，认为本病的核心病机为气血失和、脾肾双元失调，根据临床表现可将其分为脾肾阳虚证、寒湿困脾证、肾络瘀阻证。

一、临床体会

1. 脾肾阳虚

脾肾阳虚证为 SSc 最常见的证型。风寒之邪侵袭人体，体内阳气不足，驱邪无力而发病。主要临床表现包括面色苍白、四肢不温、畏寒、乏力和消化不良等。《素问·调经论》曰：

"阳虚则外寒。"阳气不足则肌肤冷而脉微。这些临床表现反映了阳气虚弱导致的机体抵抗寒邪的能力下降。

2. 寒湿困脾

寒湿困脾证是脾肾阳虚证进一步发展的结果，脾肾阳虚导致寒湿内生，滞留中焦，影响脾胃运化功能。患者常见肢体肿硬、食欲不振、腹胀便溏、肢体沉重等症状。脾主运化，喜燥恶湿，寒湿阻滞脾胃，使水湿无法正常排出。湿邪与寒邪，皆属阴，寒湿之邪可降低中焦运化能力，导致水湿内停。此时患者的舌象多表现为舌胖大、有齿痕、苔白腻，脉多濡或滑。另外，寒湿困脾进一步加重病情，使全身水湿停滞，导致疾病进一步发展。

3. 肾络瘀阻

肾络瘀阻证出现在 SSc 的后期阶段，多由寒湿困脾致气滞血瘀，病久及肾，导致肾络气血瘀阻，瘀血阻滞经络，使精血运行不畅，从而引发关节疼痛、活动受限等症状。患者常见腰膝酸软、关节疼痛、皮肤色素沉着或暗紫等表现。《金匮要略》云："血不利则为水。"瘀血阻滞导致水湿泛滥，可加重全身病情，引发皮肤色素沉着、关节疼痛及活动受限。

二、辨治思路

《素问·至真要大论》曰："诸湿肿满，皆属于脾。"脾为后天之本，主运化水液，若脾气虚衰，健运失司，则水液内停而致水湿痰饮，酿生寒湿，寒凝气滞，血行不畅，痰湿瘀互结而致皮肤肿胀硬厚。脾为气血生化之源。脾在体为肉，正如《素问·痿论》曰"脾主身之肌肉"。若脾气不健，气血亏虚，水谷精微不得滋养肌肤，故见肌肉萎缩，四肢活动受限。病久及肾，肾为先天之本，为生命之本源，藏真阴而寓元阳，为五脏阴阳之本。肾推动调控脏腑气化，若肾气虚衰，则脏腑生理功能失调。肾主骨生髓，若肾精不足，则骨髓生化无源，出现骨质破坏，活动困难。肾主纳气，主水，若肾气虚衰摄纳无权，则气短、胸闷；气不化水则浮肿、心悸、眩晕。综上所述，脾肾两虚为 SSc 的核心病机。温补双元为治疗本病的根本大法。

1. 温补双元以扶阳固本

曹炜教授强调对 SSc 脾肾阳虚证的治疗应重视温补双元以扶阳固本。本型患者常见症状为皮肤坚硬、逐渐萎缩，口唇缩小，表情淡漠；肌肉消瘦，筋脉拘挛，关节冷痛，屈伸不利，毛发稀疏，腰膝酸软，气短乏力，纳差，便溏，男子遗精阳痿，女子月经紊乱；舌淡胖、有齿痕，苔白，脉沉细无力。治以温补双元，扶阳固本。邓铁涛教授针对本病的特点，提出补益肺脾、养阴活血的治疗法则，主以六味地黄丸培补元阴，兼加人参、黄芪以益气健脾，血肉有情之品以填阴塞隙，取得了极佳的临床疗效。因此在本病的治疗上，宜用温补脾肾的药物，如附子、肉桂、巴戟天等，以温煦阳气，扶助脾肾功能。

《素问·生气通天论》云："阳者，卫外而为固也。"扶阳固本，可增强机体御邪能力，使本病的症状得以缓解。

2. 温补双元顾健脾化湿

《诸病源候论》曰："风不仁者，由荣气虚，卫气实，风寒入于肌肉，使血气行不宣流，其状，搔之皮肤如隔衣是也。""痹者，风寒湿三气杂至，合而成痹。其状，肌肉顽厚，或疼痛。由人体虚，腠理开，故受风邪也。"说明SSc的发生和发展多是由于患者素体脾肾阳虚，复遭风寒湿外邪侵入肌表后导致经络阻隔、肌肤失荣受损而致。寒湿困脾证患者在临床上多表现为皮肤肿胀硬化，手捏不起，触之不温，表面有蜡样光泽，畏寒肢冷，关节疼痛，遇寒加重，得温则减，舌淡或暗，苔薄白，脉沉缓或迟。其皮损特征可概括为"硬、肿、凉、白"四个字。此证的治疗应以温补双元、散寒除湿为主。选方用药可以茯苓、苍术、陈皮等化湿健脾，温中散寒。这些药物有助于改善脾胃功能，缓解食欲不振、腹胀、便溏等症状。化湿温中，可使中焦运化功能得以恢复，寒湿内停的状况得到缓解。

3. 温补双元助活血化瘀

《景岳全书》指出："盖痹者，闭也，以血气为邪所闭，不得通行而病也。"可见血行瘀阻是本病发展过程中非常重要的病理因素之一。血瘀作为病理产物，贯穿了SSc的整个疾病过程。特别是硬化期后期及萎缩期，血瘀的表现均较明显，印证了中医理论"久病多瘀"之说法。因此,祛瘀通络应贯穿 SSc 治疗的整个过程。用药上应着以活血养血之品;而对久病正气亏虚者,"荣卫之行涩,经络时疏,故不通,皮肤不营,故为不仁",因此治疗当以益气活血为主,宜使用活血化瘀的中药,如丹参、川芎、红花等,兼以虫蛇类药物搜风通络以疏通经络,活血止痛。通过活血化瘀改善血液循环,缓解腰膝酸软、关节疼痛等症状。活血通络,不仅能缓解疼痛,还能促进病情的恢复和稳定。

三、预防调护

1. 药膳调理

SSc 是一种复杂的自身免疫性疾病,在日常生活中对其进行预防与调护至关重要。中医根据其临床表现,常将其辨证分为脾肾阳虚、寒湿困脾、肾络瘀阻 3 个证型。饮食调理在不同证型的症状缓解、体质改善方面具有重要意义。代茶饮具有简便易行、作用温和的特点,适合日常饮用;而膏方则以其药效持久、滋补力强的优势,适合长期调治。以下从分期论治的角度,为不同证型的 SSc 患者提供代茶饮和膏方调理建议,以期通过中医食疗辅助改善病情,提升生活质量。

(1)脾肾阳虚证

1)代茶饮。

推荐茶饮:肉桂红枣茶。

原料：肉桂 3 g、红枣 5 枚、生姜 2 片、红糖适量。

用法：将原料煮沸后代茶饮用，每日 1～2 次。

功效：温补脾肾，散寒通阳。

2）膏方。

推荐膏方：右归膏。

原料：熟地黄 80 g、山药 50 g、山茱萸 20 g、枸杞子 30 g、杜仲 40 g、肉桂 20 g、制附子 10 g。

用法：每日早晚各服 1 勺，温水冲服。

功效：温补肾阳，健脾益气。

（2）寒湿困脾证

1）代茶饮。

推荐茶饮：陈皮茯苓茶。

原料：陈皮 5 g、茯苓 10 g、白术 5 克、生姜 2 片。

用法：将原料煮沸后代茶饮用，每日 1～2 次。

功效：健脾化湿，行气除满。

2）膏方。

推荐膏方：健脾化湿膏。

原料：白术 100 g、茯苓 150 g、薏苡仁 100 g、陈皮 50 g、砂仁 100 g、苍术 50 g。

用法：每日早晚各服 1 勺，温水冲服。

功效：健脾祛湿，温中散寒。

（3）肾络瘀阻证

1）代茶饮。

推荐茶饮：丹参红花茶。

原料：丹参 10 g、红花 3 g、川芎 5 g、红糖适量。

用法：将原料煮沸后代茶饮用，每日 1~2 次。

功效：活血化瘀，通络止痛。

2）膏方。

推荐膏方：活血通络膏。

原料：丹参 50 g、桃仁 60 g、红花 50 g、当归 100 g、川芎 150 g、赤芍 150 g。

用法：每日早晚各服 1 勺，温水冲服。

功效：活血化瘀，通络止痛。

2. 皮肤防护

首先要保持皮肤的清洁、干燥，避免用冷水和强碱性肥皂洗手、脚或其他部位，避免过度刺激皮损部位，以防加重关节僵硬。其次，随时观察皮肤损伤的范围及皮肤弹性的变化，操作时避免拖、拉、推等动作。患者应选择舒适、柔软、保暖性强的衣物，宜穿棉质的内衣，手足以棉手套、棉袜保护。可经常轻柔按摩局部皮肤，促进血液循环。防止抓挠皮肤，防止外伤，注意保护受损皮肤，即使是较小的外伤，也要给予足够的重视。如皮肤有脱屑、干燥、瘙痒，外涂保湿乳液即可。让患者经常练习张嘴大笑、吞咽、收缩肛提肌等动作，这些动作可有效预防口腔痉挛、面部痉挛、吞咽困难以及便秘发生或加重。

由于末梢血液循环差，受寒易加重血管痉挛，导致末端缺血，SSc 患者易出现雷诺现象，甚至诱发指或趾端溃疡。未发生溃疡的患者宜"未病先防"，应注意佩戴保暖手套或使用暖手宝等辅助工具，保持肢端的适宜温度，防止溃疡发生。有溃疡的患者应严格消毒，清创换药。已结痂的患者仍要进行严格消毒，尤其是痂下、痂周与正常软组织交界处，极易感染，要注意彻底清除腐肉或坏死组织，防止感染诱发病变加重。另外，患者应做好生活护理，防止因某项动作刮掉结痂，诱发新的溃疡或感染。如果患者卧床，则需保持床单清洁干燥，定时协助患者翻身，注意保护受压部位，对长期卧床患者，每日可用乙醇按摩骨突部位，必要时可垫消毒棉垫，防止压疮的发生。

3. 温水养护

温水养护能够帮助改善血液循环、减轻疼痛和僵硬感。使用温度为 36～38 ℃的温水（接近体温，避免过热），将受影响的部位（如手、脚或全身）浸泡 15～20 分钟。温水可以促进血管扩张，改善局部血液循环，缓解皮肤紧绷感和关节僵硬。患者可在温水中进行轻柔的运动，如手指屈伸、手腕旋转或脚踝活动。水的浮力可以减轻关节压力，且水的阻力有助于增强肌肉力量，改善关节灵活性。同时，可以使用温热的湿毛巾或热水袋对局部僵硬或疼痛的部位进行热敷，每次 10~15 分钟。热敷有助于放松肌肉，缓解疼痛。温水养护后，及时用柔软的毛巾轻轻擦干皮肤，并涂抹保湿霜或乳液，防止皮肤干燥和开裂。

4. 运动防护

运动是防治 SSc 的重要手段之一。传统健身术，如五禽戏、太极拳、八段锦、易筋经等，可通过活动筋骨、调节气息、静心宁神，达到畅通经络、疏通气血、和调脏腑的效果。五禽戏通过模仿动物动作，调和气血、强健筋骨；太极拳注重意、气、形合一，达到阴阳平衡；八段锦通过导引术式调理三焦、脾、胃等的功能；易筋经则通过"伸筋拔骨"增强肌肉韧带弹性，促进气血通畅。运动养生需注意意、气、形的统一，以意领气、以气动形，内外兼修。运动量需适中，过小无效，过大伤身。孙思邈指出："养性之道，常欲小劳，但莫大疲及强所不能堪耳。"只有持之以恒地运动，才能收获健康。

四、医患问答

1. 存在雷诺现象，会发展成 SSc 吗？

雷诺现象确实是 SSc 的早期表现之一，但并不是所有出现雷诺现象的患者都会发展成 SSc，存在一些特定的风险因素（包括抗核抗体阳性、抗 Scl-70 抗体阳性、手指肿胀、甲襞毛细血管镜检查异常等）会增加发展成 SSc 的可能性。研究表明，在出现雷诺现象，且同时满足 SSc 特异性抗体阳性和甲襞毛细血管镜检查显示 SSc 模式的患者中，有 72% 的患者会在 10 年后被确诊为 SSc。如果发现自己有雷诺现象，建议及时咨询风湿科医生，通过定期检查和健康管理，有效降低 SSc 的发生风险。

2. SSc 能治好吗？

SSc 是一种慢性疾病，目前尚无根治方法。但通过中西医结合治疗，可以有效缓解症状、延缓疾病进展，提高患者的生活质量。西医常用药物包括免疫抑制剂、抗纤维化药物、生物制剂；中医通过辨证论治，以中药、针灸等整体调护，改善症状，增强免疫力。物理疗法和康复训练有助于改善关节活动度和肌肉力量。另外，SSc 患者应定期进行健康检查，及时了解病情变化。

（马　锐　杨宏宇）

第八节　银屑病关节炎

银屑病关节炎（psoriatic arthritis，PsA）是一种与银屑病密切相关的炎性关节病，临床表现极为复杂多样。患者不仅会出现银屑病的典型皮肤症状，如常见于头皮、四肢伸侧等部位的界限清晰的红斑，红斑上覆盖着多层银白色鳞屑，严重影响皮肤外观，还会伴有关节及周围软组织的一系列症状，包括疼痛、肿胀、压痛、僵硬，以及运动障碍。部分病情较为严重的患者，可出现骶髂关节炎或脊柱炎，导致关节功能严重受损，生活质量极大降低。

PsA 属于中医学"痹证""鹤膝风"等范畴。中医学认为，人体的健康依赖于正气的充足和经络气血的通畅。先天禀赋不足使得人体正气亏虚，抵抗力下降，犹如根基不牢的大厦，易受外邪侵袭，风、寒、湿、热等邪气，乘虚而入，侵袭人体经络关节，导致气血痹阻；长期的情志内伤，如焦虑、抑郁、愤怒等不良情绪，会影响人体的气机运行，致使气血不畅；饮食不节，过食辛辣、肥甘厚味等刺激性食物，易损伤脾胃，致内生湿热，湿热之邪流注关节，也可引发关节病变。这些因素相互交织，最终导致气血痹阻、经络不通，出现关节疼痛、肿胀、畸形等症状。曹炜教授从"双元"理论出发，认为本病以肝肾亏虚为本，以血热毒盛、瘀血阻络为标。

一、临床体会

1. 血热毒盛，痹阻关节

在 PsA 的病情进展阶段，患者的症状表现较为突出。在皮肤方面，表现为迅速扩展的红斑，颜色鲜红，鳞屑大量增多，且瘙痒剧烈，严重影响患者的生活和睡眠质量；在关节方面，则表现为关节部位的红肿热痛，疼痛较为剧烈，关节屈伸困难，活动明显受限。从中医理论的角度来看，血热是银屑病发病的重要内在基础。《医宗金鉴》中记载："白疕（银屑病）……由风邪客于皮肤，血燥不能荣养所致。"当人体血热炽盛时，体内犹如燃起了一把熊熊烈火，毒邪随之内生。这些毒邪循着经络流注至关节部位，就像在关节的通道中设置了重重障碍，痹阻气血的正常运行。气血无法顺畅流通，就会在关节处瘀滞，从而引发关节疼痛、肿胀以及活动受限等症状。

现代研究为这一中医理论提供了有力的证据支持。在 PsA 活动期，相关学者通过先进的检测技术发现，患者体内炎症因子如 TNF-α、IL-17 等水平显著升高。TNF-α 是一种具有多种生物学活性的细胞因子，它可以激活炎症细胞，促进炎症反应的发生和发展，导致皮肤和关节处的炎症损伤。IL-17 则主要由辅助性 T 细胞 17（Th17）分泌，它能够诱导多种细胞因子和趋化因子的产生，进一步加重炎症反应，同时还可以促进滑膜细胞的增殖和血管翳的形成，对关节软骨和骨质造成侵蚀。

2. 肝肾亏虚，筋脉失养

部分 PsA 患者由于病程漫长，病情反复发作，身体长期处于一种慢性消耗的状态，而逐渐出现关节畸形、僵硬，肌肉萎缩等严重症状。这一现象与肝肾亏虚密切相关。《素问·痿论》指出："肝主身之筋膜……肾主身之骨髓。"肾藏精，主骨生髓，肾精充足则骨髓生化有源，骨骼得到充足的滋养，坚固有力，则能够支撑身体的正常活动；肝藏血，主筋，肝血充盈则筋脉可得到充分的濡养，关节活动自如。然而，久病会不断耗伤肝肾之精，使得肾精逐渐不足。肾精不足，骨髓的生成失去了充足的物质基础，骨骼得不到足够的滋养，变得脆弱易损，无法正常发挥其支撑和运动的功能。同时，肝血也会因为久病而亏虚，进而使筋脉得不到充分的濡养，关节活动受到严重限制。

从现代医学角度来看，长期的关节炎症会持续对关节软骨和骨质造成破坏。在 PsA 的炎症环境下，关节软骨会逐渐被侵蚀、磨损，导致关节表面不平整，关节间隙变窄。同时，炎症反应还会影响关节周围肌肉和韧带的正常功能。肌肉和韧带长期受到炎症的刺激，会逐渐萎缩、无力，无法有效地支撑和保护关节。

3. 瘀血阻络，气血不畅

关节疼痛部位固定不移，疼痛如针刺般剧烈，是瘀血阻络的典型表现之一。关节屈伸严重受限，活动困难，皮肤红斑颜色紫暗，鳞屑厚实难以脱落，这些症状都表明病程迁延不愈，气血运行不畅、瘀血阻滞经络的情况较为严重。《医林改错》中提道："元气既虚，必不能达于血管，血管无气，必停留而瘀。"在疾病发展过程中，由于病情的长期消耗，人体的气血逐渐亏虚，气血的运行失去了动力，就像河流失去了源头，流速变慢，甚至停滞不前。或者外感邪气、情志不畅等因素导致气血凝滞，不通则痛。

现代医学研究发现，PsA 患者的血液处于高凝状态，血小板聚集功能增强，血液流变学指标异常。血小板在正常情况下是保障血液正常流动和止血的重要成分，但 PsA 患者的血小板功能出现异常，更易聚集，形成微小的血栓，导致血液黏稠度增加。血液流变学指标如全血黏度、血浆黏度升高，红细胞变形能力降低等，与中医理论中的瘀血阻络相契合。瘀血的存在不仅会加重关节疼痛和肿胀，还会影响关节组织的血液供应，阻碍营养物质的输送和代谢产物的排出，进一步加重关节损伤。

二、辨治思路

1. 清热凉血解毒，通络止痛

针对 PsA 急性期，治疗应以清热凉血解毒、通络止痛为根本原则。犀角地黄汤合五味消毒饮是常用的基础方剂。犀角地黄汤源自《备急千金要方》，方中以犀角（水牛角代）为君药，水牛角味苦、咸，性寒，具有清热凉血、解毒定惊的功效，能够直折血分之热，迅速清除体内的热毒；生地黄为臣药，味甘、苦，性寒，既能清热凉血，又能养阴生津，与水牛角配伍，可增强清热凉血之力，同时还可防止清热太过而损伤阴液；赤芍、牡丹皮为佐药，二者均具有凉血化瘀的作用，既能清除血分瘀热，又可防止瘀血进一步阻滞经络，使血分热毒得以清解，瘀血得以消散。五味消毒饮出自《医宗金鉴》，方中金银花、野菊花、蒲公英、紫花地丁、紫背天葵子均为清热解毒之要药，五味合用，共奏清热解毒、消散疔疮之功。两方合用，既能清热凉血，又能解毒通络，对 PsA 血热毒盛证具有较好的疗效。

2. 补益肝肾，强筋健骨

PA 肝肾亏虚证治疗的关键在于补益肝肾、强筋健骨。独活寄生汤是治疗肝肾亏虚证的经典基础方剂。该方出自《备急千金要方》，方中独活味辛、苦，性微温，善祛下焦与筋骨间风寒湿邪，为君药。桑寄生、杜仲、牛膝可补肝肾，强筋骨，祛风湿。其中桑寄生味苦、甘，性平，能补肝肾，强筋骨，祛风湿，安胎元；杜仲味甘，性温，可补肝肾，强筋骨，安胎；牛膝味苦、甘、酸，性平，能逐瘀通经，补肝肾，强筋骨，利尿通淋，引血下行。三药共为臣药，助独活增强祛风湿、补肝肾、强筋骨之力。秦艽、防风、细辛三药合用，能增强祛风除湿止痛之功；当归、川芎、熟地黄、白芍四药合用，可养血和血，使祛邪而不伤正；人参、茯苓、甘草三药合用，可健脾益气，培补后天之本，以助气血化生。诸药合用，共奏祛风湿、止痹痛、益肝肾、补气血之功。

3. 活血化瘀，通络蠲痹

PsA 瘀血阻络证的治疗，应以活血化瘀、通络蠲痹为主。身痛逐瘀汤是治疗瘀血阻络证的常用方剂，源自《医林改错》。方中秦艽、羌活祛风除湿。秦艽味辛、苦，性平，能祛风湿，清湿热，止痹痛，退虚热；羌活味辛、苦，性温，可解表散寒，祛风胜湿，止痛。二药合用，能有效解除风邪与湿邪对经络关节的侵袭，为祛除外邪之药。桃仁、红花、当归、川芎、没药、五灵脂诸药合用，活血化瘀之力较强，能消散瘀血阻滞，畅通经络气血。香附理气行滞，气行则血行，能疏肝解郁，理气宽中，调经止痛，可增强活血化瘀之力；牛膝、地龙通络止痛，能通经活血，引血下行。甘草可调和诸药。

三、预防调护

1. 饮食调护

PsA 患者在饮食方面应遵循清淡、均衡的原则，合理搭配各类食物，以满足身体营养需求，同时避免食用可能加重病情的食物。新鲜蔬菜和水果富含维生素、矿物质和抗氧化物质，有助于增强机体免疫力，促进皮肤和关节的修复。患者应保证每日摄入足够的蔬菜和水果，如苹果、橙子、菠菜、西蓝花等。

优质蛋白质是身体修复和维持正常生理功能的重要营养素，患者应适量摄入。瘦肉、鱼类富含优质蛋白质和不饱和脂肪酸，有助于维持关节和肌肉的健康；豆类含有丰富的植物蛋白和膳食纤维；蛋类和奶制品则含有丰富的蛋白质、钙等营养素。患者可根据自身情况，选择瘦肉、鱼类、豆类、蛋类、奶制品等作为蛋白质的补充来源。

辛辣、刺激性食物如辣椒、花椒、生姜等，容易刺激胃肠道，导致湿热内生，加重皮肤炎症和关节疼痛症状，患者应尽量避免食用。高脂肪、高糖食物如油炸食品、甜品等，会增加身体负担，导致体重上升，加重关节负荷，还可能影响血糖、血脂代谢，进而影响病情恢复，也应减少摄入。饮酒会加重肝脏负担，影响药物代谢，还可能诱发或加重 PsA 症状，因此患者必须严格戒酒。

2. 茶饮调护

为帮助患者更好地进行饮食调理，推荐以下茶饮方。

（1）三花清热饮

原料：生槐花 10 g、金银花 10 g、野菊花 10 g。

用法：将上述原料洗净后一同放入杯中，用沸水焖泡 10~15 分钟后饮用。

功效：生槐花性微寒，有凉血止血、清肝泻火之效；金银花性寒，能清热解毒、疏散风热；野菊花性微寒，可清热解毒、泻火平肝。此代茶饮适合皮肤红疹较多、颜色鲜红且伴皮肤瘙痒、心烦、口渴等症状的 PsA 患者。常饮此茶，有助于清除体内热毒，减轻皮肤症状，缓解因热毒内盛引发的不适。

（2）参芪通络茶

原料：党参 10 g、黄芪 10 g、鸡血藤 15 g。

用法：将上述药材洗净，放入锅中，加适量清水，煎煮

15 ~ 20 分钟后取汁饮用。

功效：党参能健脾益肺、养血生津；黄芪可补气升阳、固表止汗、利水消肿；鸡血藤能活血补血、调经止痛、舒筋活络。此代茶饮适用于气血不足、经络不畅型的 PsA 患者，有助于补充气血，疏通经络，改善关节疼痛、活动不利等症状，促进关节功能的恢复。

3. 生活调护

保持皮肤清洁对 PsA 患者至关重要。患者应避免使用刺激性强的洗浴用品，如含有大量化学成分的肥皂、沐浴露等，这些洗浴用品可能会刺激皮肤，加重皮肤瘙痒和损伤。洗澡时水温不宜过高，一般以 37 ~ 40 ℃ 为宜，过高的水温会破坏皮肤的屏障功能，导致皮肤水分流失，加重皮肤干燥和瘙痒症状。

充足的睡眠是身体恢复和免疫力提升的重要保障。患者应保证每日睡眠时间不少于 7 小时，良好的睡眠有助于调节身体内分泌系统和免疫系统的功能，促进身体的自我修复，缓解关节疼痛和疲劳感。

4. 心理调护

PsA 病程较长，且容易反复发作，患者常常因为皮肤外观改变和关节疼痛的折磨，产生焦虑、抑郁等不良情绪。这些负面情绪会影响内分泌系统的正常功能，导致体内激素水平失衡，进而加重病情。因此，患者学会自我调节情绪，保持乐观积极的心态至关重要。患者可以与家人、朋友交流沟通，分享自己的感受和困扰，以获得他们的理解和支持。

如果患者的心理问题较为严重，自我调节效果不佳，可寻求专业心理咨询师的帮助。心理咨询师会根据患者的具体情况，采用认知行为疗法、放松训练等专业方法，进行心理疏导，帮助患者调整心态，改善心理状态，从而更好地应对疾病，促进病情康复。

四、医患问答

1. PsA 是怎么发生的？

PsA 的发生发展是遗传、免疫、环境等多种因素共同作用的结果。

（1）遗传因素

携带特定基因，如 *HLA-B27*、*HLA-Cw6* 等基因的人群，患PsA 的风险显著高于普通人。这些基因可能通过影响免疫系统的功能和细胞的代谢过程，使机体更容易对自身组织产生异常免疫反应。

（2）免疫因素

在 PsA 患者体内，免疫系统出现了错误的识别，将自身的关节组织视为外来的病原体，从而发动免疫攻击。在这一过程中，有多种免疫细胞和炎症因子参与，如 T 淋巴细胞、B 淋巴细胞、巨噬细胞等免疫细胞被激活，释放出 TNF-α、IL-17、IL-23 等大量炎症因子。这些炎症因子不仅会引发皮肤的炎症反应，导致皮肤细胞异常增殖和分化，形成银屑病的皮肤病变；还会在关节部位引发滑膜炎症，促使滑膜细胞增生、血管翳形成，进而侵蚀关节软骨和骨质，造成关节的破坏和畸形。

（3）环境因素

常见的环境诱因包括细菌或病毒感染，如链球菌感染，可以激活免疫系统，引发免疫反应，进而诱发或加重 PsA 的症状；皮肤外伤，如烫伤、切割伤、擦伤等，可能导致皮肤的免疫微环境发生改变，促使 PsA 的发生或加重；长期处于精神压力过大的状态，会影响神经内分泌系统的功能，导致体内激素水平失衡，进而影响免疫系统，使病情恶化；此外，吸烟、酗酒等不良生活习惯也与 PsA 的发病和病情加重密切相关，烟草中的有害物质和酒精会对免疫系统和关节组织产生不良影响，导致患病风险增加或病情加重。

2. PsA 能治好吗？

目前来说，PsA 还无法被根治，这确实让很多患者感到困扰。但是大家也不必过于灰心，虽然不能彻底治愈，但通过规范、科学的治疗，是可以很好地控制病情发展的。我们治疗的主要目的是缓解关节疼痛、肿胀等不适，让关节能够尽量恢复正常的活动功能，同时防止关节进一步被破坏，提高患者的生活质量。

3. 日常生活中怎么预防 PsA 加重？

在日常生活中，有很多方面都需要注意，这样才能有效预防 PsA 加重。首先是饮食方面，要少吃辛辣刺激的食物，如辣椒、花椒、生姜等，吃多了容易加重体内湿热，让皮肤改变和关节疼痛变得更严重。油腻、高糖的食物也要少吃，比如油炸食品、蛋糕、奶茶等，吃多了不仅会让体重增加，加重关节的负担，还可能影响身体的代谢，对病情恢复不利。其次，平时还要注意关节保暖，尤其是在冬天或者阴天下雨的时候，这些时候关节很容易受凉、受潮，疼痛和僵硬会更严重，可以戴上护膝、护腕，以保护好关节。

另外，心情对病情的影响也很大。PsA 病程长，还容易反复发作，很多患者心理压力都很大，会因此焦虑、抑郁。但是这些负面情绪会让病情更严重，所以要学会调整自己的心态，保持乐观积极的心态。

（杜杰扬）

第九节　成人斯蒂尔病

成人斯蒂尔病（adult-onset Still disease，AOSD）是一种少见、病因不明的全身性自身炎症性疾病，以发热，皮疹，关节炎或关节痛，咽痛，肝、脾及淋巴结肿大，外周血白细胞总数增加，以及中性粒细胞比例增高等为主要表现。AOSD 的全球发病率为 0.16/10 万 ~ 0.40/10 万，20 ~ 40 岁人群的发病率最高，约占 70%，女性发病率稍高于男性。现代医学研究发现，AOSD 患者体内存在多种炎症细胞因子，如 IL、TNF 等的异常升高，提示免疫系统的过度激活。

AOSD 属于中医学"温病""痹证"等范畴。疾病初起时患者常表现为高热、咽痛等外感之象，随着病情进展，可出现关节疼痛、肿胀等类似痹证的表现，严重时还会累及心、肺、肝、脾等脏腑。《素问·热论》中"凡病伤寒而成温者，先夏至日者为病温，后夏至日者为病暑"，提到了温邪致病的特点，与 AOSD 起病急骤、高热的表现相契合。《素问·痹论》记载"风寒湿三气杂至，合而为痹也"，说明本病出现的关节症状，与外邪侵袭、气血痹阻相关。另外，正气亏虚在本病的发生发展中也起着关键作用，患者素体正气不足，易受外邪侵犯，且病邪易于内传，导致病情复杂多变。曹炜教授从"双元"理论出发，认为正气不足是本病发作的内在基础，外邪入侵是本病发作的重要条件，治当扶正祛邪、调理脏腑。

一、临床体会

AOSD 多发病急骤，病情较重，以反复高热为主要临床表现，好发于青壮年，青壮年素体阳盛，脏腑积热蕴毒，复感外邪，攻于骨节，流注经脉，可累及心、肺、肝、脾等多个脏腑。本病是由外邪引动伏邪合而为病，正气亏虚是疾病发生的内在原因，湿热内伏为其病机转化的关键，外邪相引是发病之必要条件，气阴两虚、湿热痰瘀互结为病情反复发作之源。

1. 卫外不固，外邪侵袭

患者正气亏虚，风寒湿邪乘虚侵袭入里，伏藏于体内，导致阳气郁滞，气郁则生热化火，加之劳累、七情刺激、饮食失调，患者正气更加亏虚，正不胜邪，外感时疫、暑湿及风湿热邪，致卫表不和，气营两伤，经络关节痹阻，并内侵脏腑。

2. 湿热伏邪，痰瘀痹阻

本病是由外邪引动伏邪合而为病，邪气伏藏多由于正气亏虚、外在的风寒湿热之邪乘虚侵袭所致，一方面正气亏虚，不足以驱邪外出，另一方面邪气相对较弱，不足以泛滥，虽正邪相争但程度不甚激烈，正邪之间呈一种暂时相对平衡的状态，加之湿邪黏滞重浊，致病邪内伏。治不得法，不能借助药力驱邪外出，亦是邪伏于内的重要原因。另外患者在外感热病的过程中，热势较甚时强食之，热邪借助食滞而潜伏。

3. 气阴两虚，湿热痰瘀互结

因患者素体虚弱，无力激发正气，鼓邪外出，故病邪深伏，正虚邪困。气虚卫外不固，外邪极易入侵，正虚邪盛，引起病情加重及反复难愈。湿性黏滞，阻滞气机，并可影响经脉气血运行，使得痰瘀胶结，可使病证迁延、反复。热灼津液，痰阻气机，气血津液凝滞，痰瘀内阻，湿热痰瘀互结，终致病情反复发作，缠绵难愈。

二、辨治思路

根据临床特点，本病分为发热期和缓解期。发热期以卫气同病、气营两燔证和湿热内蕴证多见。缓解期则以气阴两虚、湿热瘀阻证多见。在发热期证属卫气同病、气营两燔时，应注意适当选用一些辛散的药物以透邪外出；在发热期证属湿热内蕴时，当以清热利湿为主；在缓解期证属气阴两虚、湿热瘀阻时，应注意益气养阴、清热利湿、扶正祛邪。

1. 宣调营卫以防邪气深入

《素问·痹论》曰："荣者，水谷之精气也，和调于五藏，洒陈于六府，乃能入于脉也，故循脉上下，贯五藏，络六府也。卫者，水谷之悍气也，其气慓疾滑利，不能入于脉也，故循皮肤之中，分肉之间，熏于肓膜，散于胸腹，逆其气则病，从其气则愈，不与风寒湿气合，故不为痹。"可见营卫失调与痹证紧密关联。清代林珮琴《类证治裁》在强调正虚的同时，更明确指出："诸痹……良由营卫先虚，腠理不密，风寒湿乘虚内袭，正气为邪气所阻，不能宣行，因而留滞，气血凝涩，久而成痹。"患者正气不足，风寒湿邪乘虚侵袭入里，内伏营阴或膜原，日久化热，湿热互结，故而从疾病的初始阶段即表现为卫气同病或气营两燔的临床特点。当外邪与湿热内邪相合时，表现为卫气同病，症见发热恶风，汗出，全身酸痛，咽痛，关节肿胀灼痛，屈伸不利，发热时胸前、颈背皮肤见红色皮疹，热退疹消，舌边尖红，苔薄白或薄黄，脉浮数。当伏于营分的湿热之邪因正气不得抗衡而外发时，表现为气营两燔，症见高热持续不退，口干渴较甚，咽痛甚至吞咽困难，汗出，烦躁，关节疼痛，身体多发红色皮疹，溲黄，便干，舌质红或绛，苔黄燥少津，脉洪数。

治疗方面，卫气同病治以疏风透表、清热解毒，可用银翘散合白虎汤加减。若有发热不退，加寒水石、玄参；关节肌肉疼痛较重，加忍冬藤、僵蚕；皮疹较重，加牡丹皮、赤芍等。气营两燔治以清营透气、凉血解毒，宜用白虎汤合清营汤加减，口渴甚剧者加天花粉、麦冬、石斛；咽痛明显者加牛蒡子、辛夷、黄芩；大便硬结难下者加大黄、蒲公英；关节痛甚者加徐长卿；烦躁不安者加栀子、淡豆豉；气虚明显者加太子参或黄芪；皮肤瘙痒明显者加蝉衣、荆芥等。

2. 清泻湿热以驱伏邪外达

金代医家张从正认为："痹病以湿热为源，风寒为兼，三气合而为痹。"强调了湿热为痹病发生的重要因素。患者正气不足，风寒湿邪乘虚侵袭入里，内伏营阴或膜原，日久化热，外邪与湿热内邪相合，湿邪困脾，气机升降不利，聚而成痰，凝滞化瘀，郁久化热，痰热瘀阻。湿邪偏胜时，患者表现为湿热内蕴，症见发热，日晡热甚，口苦，饮食无味，纳呆或恶心、泛泛欲吐，关节肿痛以下肢为重，全身困乏无力，下肢沉重酸胀，身体散布红色皮疹，舌苔黄腻，脉滑数。多见于疾病的发热期。

治疗方面，湿热内蕴治以清热利湿、祛风透邪，予白虎加苍术汤合四妙丸加减。若湿重于热，应重用苍术、薏苡仁、泽泻、萆薢以祛其湿；若热重于湿，应重用黄柏、秦艽、青蒿、栀子以清热凉血解毒；如症见关节明显红肿热痛，甚或壮热，当酌增清热解毒、利湿消肿药，如金银花、蒲公英、粉防己等。

3. 泻热保阴以助余邪外出

《素问·热论》指出："热病已愈，时有所遗者，何也……诸遗者，热甚而强食之，故有所遗也。若此者，皆病已衰，而热有所藏。"湿热毒邪内伏气分、营分或膜原，久则耗气伤阴，湿热留恋，复因劳累，外感风寒、风热或汗出当风等，外邪引动伏邪，走窜于卫气营血、肌肤关节之间而发生本病。症见热势渐缓但低热持续不退，五心烦热，两颧潮红，盗汗，身疲，乏力，皮疹隐隐未净，关节酸痛而胀，夜间尤甚，口干，溲赤，舌质嫩红或兼瘀斑，苔薄白或薄黄而干，脉细微数。多见于发热的中后期或疾病的缓解期。

治疗方面，气阴两虚、湿热瘀阻，治以益气养阴、清热利湿、活血通络，可用青蒿鳖甲汤合二妙散加减。虚热骨蒸者加银柴胡、胡黄连；体倦乏力明显者加太子参或党参；口干、口渴者加天花粉、沙参；关节疼痛明显者加徐长卿。

三、预防调护

1. 饮食调护

热毒之邪日久必耗伤阴液，故 AOSD 患者在饮食上应注意避免食用辛燥之品，多食水果、蔬菜。可选用清热燥湿茶饮方（自拟），取青蒿 6 g、地骨皮 10 g、西洋参 3 g、淡竹叶 6 g，将药材洗净，煎水服用，滤汁代茶，反复煎服至味尽，隔日一次。日常饮食宜加强营养，摄入热量高、蛋白质和维生素含量丰富及易消化的食物，餐后用 2% 碳酸氢钠溶液和生理盐水交替含漱，保持口腔清洁。高热时，机体消耗大，身体较为虚弱，需遵医嘱补充足够的水分，以利于毒素排泄。

2. 高热的护理

密切观察患者的体温、脉搏、呼吸、意识等情况。高热时，宜嘱患者卧床休息，可采取物理降温的方法，冰敷头部及大动脉处。使用药物退热时，宜勤观察降温效果，防止患者虚脱。

3. 皮疹的护理

观察患者发热时有无皮疹出现，以及热退时皮疹是否消失。嘱患者勿搔抓皮肤，以防皮肤破溃感染。瘙痒时可外涂含酚炉甘石洗剂。协助患者勤擦洗皮肤，勤更换衣服、床单。

4. 关节症状的护理

有些患者出现四肢关节肿痛，故惧怕活动。为防止肌肉萎缩，在发热时应嘱患者卧床休息，其余时间帮助患者进行热水浴，以减轻关节的疼痛，退热时鼓励患者活动，要循序渐进，先被动后主动，要避免过度疲劳而加重关节疼痛。

四、医患问答

1. AOSD 可以中西医结合治疗吗?

AOSD 可以采用中西医结合疗法治疗。在急性期，尤其是对起病急骤、高热不退且出现系统性损害的患者，应以西医治疗为主，"西主中随"，立即使用糖皮质激素和免疫抑制剂以迅速控制病情。同时，可以配合中医辨证论治，将辨证与辨病相结合，以加速对病情的控制，减少糖皮质激素及免疫抑制剂的用量，加快激素撤减速度，并减轻西药的毒副作用，避免停药后疾病复发。

在慢性期或病情稳定后，可以逐渐过渡到以中医治疗为主。对轻中度患者，如发热体温在 38.5 ℃ 以下，有关节炎、皮疹、白细胞升高，但无严重心、肺、肝、肾及神经系统损害的患者，可以采用静脉滴注中药注射剂、口服汤剂、中成药，并配合针灸、刺络放血等综合治疗方案。通过中医辨证治疗，可调整人体自身免疫功能，从而控制病情。

对持续高热但未出现系统损害的患者，也可以采用中药综合治疗，并加用非甾体抗炎药控制体温。在病情得到控制并停用糖皮质激素及免疫抑制剂后，建议持续服用中药 1~2 个月，以避免病情复发。

2. AOSD 经治疗后，实验室检查指标正常，没有症状，是彻底痊愈了吗？

AOSD 是一种自身免疫病，可以控制但很难根治，症状控制之后仍有复发的可能。在症状得到控制后的 3~5 年内仍需尽量做到以下几点，以避免病情反复：保持精神愉悦，避免情志内伤；劳逸结合，避免疲劳过度；饮食应清淡、易消化，勿食生冷、辛辣、肥甘、燥热之品，以防助热生湿；忌烟酒；房事有节，以免损伤肾之精气。

（唐先平　赵珈禾　押玉珑）

第十节　骨关节炎

骨关节炎（osteoarthritis，OA）是一种发病机制尚不完全明确的退行性疾病，以关节疼痛、活动受限和畸形为主要临床表现，是引起疼痛和致残的常见疾病之一。目前，全球约有 2.5 亿人深受 OA 的影响。OA 严重影响了患者的生活质量，给社会带来严重的经济负担。由于全球老龄化的发展和人类寿命的延长，OA 给社会和公共卫生带来了巨大的挑战。OA 的主要特征是软骨、骨骺、滑膜、韧带、肌肉等发生病理改变，导致关节疼痛、僵硬、功能障碍、活动受限，年龄、性别、肥胖、遗传和严重关节损伤等是 OA 的主要危险因素。

中医学认为 OA 属于"骨痹"范畴，因劳损或年老，精血亏虚、经气不利所致。基本病因病机是本虚标实，以肝肾亏虚为本，风、寒、湿、热、瘀为标，证属"本痿标痹，痿痹共存"。曹炜教授从"双元"理论出发，认为本病主因肾元不足，与肝、脾密切相关，以肝肾亏虚、筋骨失养为本，风寒湿瘀痹阻经络为标。

一、临床体会

1. 肝肾亏虚，筋骨失养

肝在体为筋，肾在体为骨。OA 的发病与年龄密切相关，《素问·阴阳应象大论》指出"年四十而阴气自半"，即随着年龄增长，肝肾精气不断衰减，难以荣养筋骨，这是包括 OA 在内的诸多筋骨疾病共同的病理基础。

2. 风寒湿瘀，痹阻经络

OA 的证素包括湿、寒、血瘀、阴虚、风、阳虚、热、气滞、精亏、痰、气虚、血虚等。风寒湿热之邪或瘀血为患，在引起疼痛、重着、寒热等症状的同时，会阻滞经络，经络不通，会进一步加重筋骨失养。

二、辨治思路

1. 补益肝肾，柔筋安骨

补益肝肾是中医治疗诸多筋骨疾病的基本法则。肾为一身阴阳之根本，肝为血海，肝肾同源，补益肝肾之阴，可以改善患者整体的阴虚状态，进而使得局部阴液耗伤的情况得到一定程度的纠正乃至逆转。例如，临床上以补益肝肾为基本法则治疗膝骨关节炎疗效确切，以补肾为基本思路的左归丸、独活寄生汤等均被证实对膝骨关节炎具有明显疗效。

筋体柔而用刚，筋失荣养，则筋急骨痛。中医学中的筋在解剖学上为肌肉系统，即骨骼肌系统、平滑肌系统和心肌系统。当肌肉紧张或痉挛时，不但会牵动筋膜，还会和筋膜间发生相对位移，在病理状态下肌肉张力的异常增加会对周围组织如神经、血管等产生牵伸、压迫，而引起一系列继发性的病理、生理变化，最终导致软组织张力性疼痛，同时还可能牵拉骨膜，引起骨质增生等病理变化，导致疾病进一步进展，"筋痹不已，而成骨痹"即描述了这一病理过程。补益肝肾，以荣养筋骨，则筋自柔，骨自安。

2. 疏通经络，形动精流

经络被瘀血、痰、湿等病理产物堵塞，或有风、寒、湿、热之邪侵袭其中，均可造成气血津液的输布困难，使筋骨失养。临床上对 OA 进行治疗时，在补益肝肾的基础上，常配合益气、活血、化湿、散寒、清热、祛痰等治法。部分医家通过应用虫类药以达到祛风通络的日的。中药外用、针刺、艾灸、推拿等方法能够有效降低软组织张力、缓解局部压力，从而达到解除疼痛的目的，同时，这些疗法可在不同层面上起到疏通经脉、破除结聚、祛除邪气、消除病理产物等作用，有利于经络的通畅。但一些外治措施有耗气之弊，需要注意使用的频率。

"手屈而不伸者，其病在筋；伸而不屈者，其病在骨。"临床上 OA 患者常存在关节屈伸不利的情况，且急性期患者疼痛较为明显，患者往往因疼痛而不敢活动关节，进一步加重了关节局部的气血瘀滞，阻碍了精气流通，减缓了筋骨失养状况的恢复，不利于病情康复。"形不动则精不流"，充分保护关节运动功能有助于津液输布，延缓疾病进展。现代研究也表明，适当的功能锻炼，可有效改善关节的功能状态。

三、预防调护

1. 饮食调护

减轻体重可以有效延缓 OA 的进展，同时，适当补钙可以增加骨重量，改善关节应力状态。OA 患者在饮食上需要避免肥甘厚味，同时重视钙剂补充，可根据自身情况选择茶饮方和膏方。

（1）茶饮方

1）桑寄生茶。

原料：桑寄生15 g、冰糖适量。

用法：将桑寄生洗净，放入杯中，用沸水焖泡15～20分钟，根据需要，加入适量冰糖调味后饮用。

功效：桑寄生具有祛风湿、补肝肾、强筋骨的作用，对伴关节疼痛、腰膝酸软等症状的肝肾不足型OA患者，有一定的缓解作用。

2）杜仲茶。

原料：杜仲10 g、绿茶或其他茶叶适量（可根据个人口味选择）。

用法：将杜仲洗净，与茶叶一起放入杯中，用沸水焖泡10～15分钟后饮用。

功效：杜仲能补肝肾、强筋骨，有助于改善OA患者因肝肾亏虚所致的筋骨无力、关节屈伸不利等症状。

3）枸杞桑椹茶。

原料：枸杞子10 g、桑椹10 g。

用法：将枸杞子、桑椹洗净，放入杯中，用沸水焖泡15～20分钟后饮用。

功效：枸杞子滋补肝肾、益精明目，桑椹滋阴补血、生津润燥，此茶可滋补肝肾之阴，对OA患者因肝肾阴虚引起的关节隐隐作痛、头晕目眩等症状有一定的调理作用。

（2）膏方

1）左归膏。

原料：熟地黄、山茱萸、山药、枸杞子、杜仲、牛膝、桑寄生、龟甲胶、鹿角胶、阿胶、黄芪、当归、白芍、川芎、茯苓、炙甘草等。

制作方法：先将除胶类药物外的药物浸泡 1～2 小时，然后加水煎煮 3 次，每次 1～2 小时，合并煎液，过滤，将滤液浓缩成相对密度（水的密度为 1 g/cm³）为 1.20～1.25（在温度为 50～60 ℃时测定）的清膏。再将胶类药物加水烊化后，加入清膏中，并搅拌均匀。最后加入适量的蜂蜜或冰糖收膏，制成膏方。

功效：滋补肝肾，强筋健骨。适用于出现关节疼痛、腰膝酸软、头晕耳鸣、神疲乏力等肝肾不足症状的 OA 患者。

2）八珍膏。

原料：党参、黄芪、白术、茯苓、炙甘草、熟地黄、当归、白芍、川芎、阿胶、大枣、龙眼肉等。

制作方法：将上述除阿胶外的药物加水浸泡后煎煮，方法同前，并将煎煮的药液浓缩成清膏，阿胶烊化后加入，再加入适量蜂蜜或冰糖收膏。

功效：益气养血，通络止痛。适用于出现关节疼痛、麻木，伴有面色苍白、气短乏力、心悸失眠等气血两虚症状的 OA 患者。

2. 运动调护

适当的运动对 OA 的康复至关重要，一方面，维持运动，可增强肌肉力量，有助于延缓 OA 的进展，另一方面，运动不当可能进一步加重关节损伤。因此，OA 患者应选择对关节负担较小的运动，譬如散步、慢跑、游泳、骑自行车、跳轻松的舞蹈，以及股四头肌锻炼。

（1）散步

关节疼痛缓解后首先应训练行走。在开始时要缓步行走，腿要慢抬轻放，避免对膝关节骨面造成撞击，加重损伤。步速可控制在每分钟 60 步以内，每日行走 20～30 分钟，并逐渐延长锻炼时间，在 3 周内达到每日锻炼时间维持在 30 分钟左右。缓步行走应坚持 2～3 个月，膝关节功能得到改善之后可逐步加快步伐，锻炼时间仍为每日 30 分钟左右，锻炼强度以行走时不气促、肌肉感到轻度酸痛且休息后可以很快缓解为宜。

（2）慢跑

慢跑的运动强度比散步的大，能够在较短的时间内获得较好的锻炼效果。在慢跑过程中，如果感到关节疼痛可以歇息 1～2 天，或者用散步来替代。为了降低受伤的风险，尽可能在比较松软的路面上慢跑。

（3）游泳

当老年患者由于年龄限制不能从事其他体育活动时，可以通过游泳来锻炼身体。游泳时，人体和地面基本平行，各关节都得以放松，可在不负重的情况下活动关节和肌肉。游泳虽然不能塑造粗壮隆起的肌肉，但能够增强肌肉的力量和协调性，长期锻炼能够使肌肉的力量、耐力和关节的灵活性都得到改善。

（4）骑自行车

骑自行车运动可以分为 2 种形式，一种是骑健身房中的固定式自行车，另一种是骑普通的自行车。骑自行车能够锻炼心脏功能与腿部肌肉，使肌肉的运动协调性和力量增强，有助于减轻关节症状，增强关节周围肌肉的力量和耐力，以及关节的稳定性，还可保持和增加关节的活动范围及提高日常生活活动能力。骑自行车的最大好处是锻炼的同时不会给膝关节带来额外的负担，但骑自行车时要注意坐垫不能放得太低。

（5）跳轻松的舞蹈

跳轻松的舞蹈对身体大有好处，可改善肢体的协调性和灵活性，还可放松关节。

（6）股四头肌锻炼

坐在椅子边缘，腿伸直向上抬高 15 cm，保持 3～5 秒，然后缓慢放下，每日锻炼 2～3 组，每组腿上抬 10～15 次。另外，还要注意保暖，避免冷风直吹膝关节。

运动锻炼能增强肌肉力量，改善心肺功能，促进体内脂肪的消耗，配合饮食控制可促使体重减轻，对延缓 OA 的进展有一定意义。

四、医患问答

1. OA 是怎么得的？

OA 的病因较为复杂，主要包括随着年龄增长，关节软骨逐渐磨损、退变；肥胖会增加关节的负荷，加速关节软骨的磨损；创伤，如关节骨折、脱位等，可引起关节软骨损伤，导致创伤性关节炎；遗传因素，某些基因变异可能增加 OA 的患病风险；长期从事重体力劳动、剧烈运动或过度使用关节，也会使关节软骨磨损加剧，诱发 OA。

2. OA 能治好吗？

OA 目前无法被根治，但通过综合治疗可以有效控制症状、延缓病情进展、提高生活质量。治疗方法包括药物治疗和非药物治疗。药物治疗包括使用非甾体抗炎药缓解疼痛、使用软骨保护剂促进软骨修复等；非药物治疗包括控制体重、避免关节过度负重和剧烈运动、物理治疗（如热敷、按摩、针灸）等，严重时可能需要手术治疗，如接受关节置换术等。

3. OA 会越来越严重吗？

如果不进行规范的治疗和干预，OA 通常会随着时间推移而逐渐加重。关节软骨会不断磨损，骨质增生会进一步发展，疼痛和关节功能障碍会逐渐加重，影响日常生活活动能力。但如果患者能积极配合治疗，并采取合理的生活方式，如控制体重、适当运动等，则可以延缓病情进展，减轻症状，较好地控制病情，避免或推迟严重并发症的发生。

4. 什么情况下需要考虑做 OA 关节置换术?

当 OA 发展到晚期，患者关节疼痛剧烈，严重影响日常生活，比如连简单的行走、上下楼梯都极为困难，同时，关节出现明显畸形，保守治疗如药物治疗、物理治疗等都无法有效缓解症状时，就需要考虑关节置换术。

5. 人工关节能用多久?

一般来说，现代的人工关节如果使用和维护得当，可以使用 15 ~ 20 年甚至更长时间。不过，使用年限也受多种因素影响，比如患者的体重、活动量、是否有其他基础疾病等。体重过重的患者，对人工关节的磨损会相对较大，使用年限可能会缩短。

（魏光成）

锦囊 3：膝关节锻炼操

推擦大腿

坐位伸膝

指推小腿

（王欣妍）

第十一节　骨质疏松症

骨质疏松症（osteoporosis，OP）是一种因骨量减少、骨组织损坏，导致骨脆性增加，易发生骨折的全身性骨病。OP 的早期症状多为关节疼痛，随着病情进展出现脊柱关节变形，甚至出现骨折。

中医古籍中的"骨痿"与 OP 有诸多相似之处。《素问·痿论》曰："肾气热……骨枯而髓减，发为骨痿。"又云："有所远行劳倦……肾者，水藏也，今水不胜火，……发为骨痿。"肾气热，耗伤津液，骨髓失于充养，髓减致痿，中医对 OP 的认识为其治疗奠定了理论基础。目前西医治疗 OP 以减轻疼痛、调节骨代谢为主。中医治疗多以补肾活血、化瘀止痛为法。曹炜教授从"双元"理论出发，提出治疗本病应以脾肾同调、筋骨同治、气血同调为法，改善疼痛、肢体无力等症状，提高患者的生活质量。

一、临床体会

多数医家认为 OP 为本虚标实之证，病机根本在于肾、肝、脾三脏亏虚，标实为血瘀，以虚为主，虚实夹杂。正如《医宗必读·痿》云："阳明虚则血气少……故足痿不用。"

1. 肾精亏虚，骨枯髓减

《素问·五运行大论》云："肾生骨髓。"《素问·痿论》

又云："肾主身之骨髓。"《素问·六节藏象论》云"肾者，……其充在骨"，又如《中西汇通医经精义》所曰："肾藏精，精生髓，髓生骨，故骨者肾之所合也；髓者，肾精所生……髓足则骨强。"肾藏精生髓，为先天之本，在体合骨，骨的生长发育依赖于髓的充盈。精足髓满则骨强，反之肾气不足，精缺髓乏，乃生骨痿；肾水不足，反消耗肾中精气，肾无所充，其髓自虚而不养骨，亦成骨痿。所以 OP 的发生与肾精不足密切相关。

2. 脾胃虚弱，肉脱骨松

脾为后天之本、气血生化之源，又主四肢肌肉。脾胃健运，则水谷精微化生有源，气血津精输布正常，肌肉丰满活动自如，后天得以充养先天，肾精充足，自能发挥生髓壮骨之能，故《素问·生气通天论》云"是故谨和五味……如是则骨气以精，谨道如法，长有天命"。若脾失健运，水谷精微输布失常，以致肌肉瘦削无力，甚至痿废不用；又因先天之精无以充养，肾精亏虚，气血乏源，骨骼因精虚失养而脆弱无力，导致 OP 的发生。正如《素问·太阴阳明论》中载："今脾病不能为胃行其津液，四肢不得禀水谷气……筋骨肌肉皆无气以生，故不用焉。"

3. 肝郁血虚，筋骨失养

肝体阴用阳，体阴是肝藏血功能的体现，用阳为肝主疏泄功能的体现。肝藏血，濡养一身之筋膜，当肝藏血功能失调时，肝脏不能贮藏充足的血液而导致肝血亏虚，无法濡养筋膜。筋膜约束骨骼，骨骼连接筋膜，若筋病累及骨，极易导致OP的发生。肝主疏泄，调畅气机，促进血液和津液的运行布散，促进脾胃运化，使骨髓生化有源，髓足骨健，骨骼强壮有力。当肝气郁滞、肝失条达时，气血阻滞，脾失健运，气血化生不足，血不养筋，肝血耗伤，不能充盈骨髓，使骨髓脉络失养、筋骨弱而不坚，进而发为骨痿。故《素问·上古天真论》云"肝气衰，筋不能动"，又《素问·经脉别论》曰"食气入胃，散精于肝，淫气于筋"，体现了肝、脾对筋骨的濡养作用。

肝藏血，肾藏精，肝肾同源，精血互生，肝血充足则肾精充盛，筋骨得养。肝主筋，肾主骨，筋骨相连，肝血的充足也有赖肾中精气的滋养。若肾精亏损导致肝血不足，则筋脉失于濡养，而表现为拘挛、疼痛之症；反之肝血亏虚导致肾精不足，则骨髓失养，髓枯筋燥，遂致肢体活动不利，痿弱不用，发为骨痿。

4. 瘀血痹阻，正虚邪恋

血瘀是 OP 发病的重要因素。王清任在《医林改错》中认为："元气既虚，必不能达于血管，血管无气，必停留而瘀。"久病体虚，阴阳失衡，阴虚则煎灼阴津，或灼血成瘀，或炼液为痰，导致痰瘀互结；阳虚则气化失常，阳气懈怠，水液不化，或酿湿生热，或聚而成痰，久则痰热瘀阻。另外，肾中元气虚衰，肺失治节，无力鼓动血脉，血行迟滞，脉络瘀阻；脾失健运，肝血亏虚，经脉中气血虚少，因虚致瘀，日久经络瘀血痹阻，因此痰瘀互结，痹阻经脉，阻塞气血，使精微不布，最终导致筋骨失养，痿软不用。

二、辨治思路

综上，OP病位在骨，病机为肾精亏虚，骨枯髓减，与肝、脾二脏密切相关，而瘀血是重要的致病因素。因此治疗OP时当以补肾健脾、疏肝活血为基本治法，遣方用药，随证加减，以达到改善临床症状、提高生活质量的目的。

1. 补肾健脾，壮骨充髓

肾为先天之本，藏精主骨，脾为后天之本，藏营主肌肉，先天与后天相互资生、互相促进，共同维持骨骼的强健。因此，补肾健脾对OP的治疗具有重要意义。《脾胃论》言"大抵脾胃虚弱……则骨乏无力，是为骨痿"，说明OP的发生与脾肾亏虚密切相关，症状大多表现为腰膝酸痛、耳鸣耳聋、下腹冷痛、畏寒肢冷、面色㿠白、神疲乏力、大便溏泄、坐卧困难等。曹炜教授在治疗上多选用补肾健脾、强筋健骨之品，如：补骨脂、枸杞子、骨碎补、鹿角霜、菟丝子、龟甲、淫羊藿等补肾壮骨；黄芪、白术、山药、党参等健脾补气；杜仲、鸡血藤、怀牛膝、续断等强筋健骨，活血通络。诸药合用，可起到脾肾同调、强壮筋骨、补气助阳、滋养气血之效，有效缓解 OP 的各种症状。

2. 肝肾同调，强筋健骨

《诸病源候论》言："肝主筋而藏血……故伤筋骨也。"肝肾精血同源，在病理上相互影响，OP 的发生与肝肾阴虚密切相关。此时患者的临床症状大多表现为腰酸胁痛、眩晕耳鸣、失眠多梦、五心烦热、口燥咽干等。因此基于"肝肾同源"理论，补肝益肾、阴阳并补、强筋健骨，对 OP 的治疗具有重要意义。曹炜教授在治疗中多选用肉苁蓉、枸杞子、骨碎补、巴戟天、牛膝、仙茅、淫羊藿、熟地黄滋补肝肾，选用当归、白芍、川芎养肝活血柔筋，以缓解患者疼痛症状。

《医宗金鉴》言："筋骨作痛者，肝肾之气伤也。"肝郁气滞，气机运行失常，暗耗阴血，以致精亏髓减、脉络失养、筋骨弱而不坚，因此 OP 的发生与肝郁气滞密切相关。此时患者的临床症状大多表现为情志抑郁、胸胁胀痛等。曹炜教授常选用白芍、川芎、郁金、玫瑰花、香附、合欢皮、川楝子、菖蒲、柴胡等疏肝理气、调畅情志；选用龟甲、知母、地骨皮、龙骨、牡蛎、珍珠母、麦冬等滋阴潜阳、疏肝解郁。

3. 补肾活血，标本兼治

绝经后妇女、久病体虚者及年老体衰者，常精血亏虚，气血运行不畅，精微不布，骨骼不得滋养，导致发生 OP。所以对这类患者的治疗，曹炜教授在补肾壮骨的同时，多辅以活血化瘀之法，标本同治，常选用三七、当归等养血活血，鸡血藤、僵蚕等活血通络，羌活、独活通络止痛，病情较重者选用地龙、全蝎、蜈蚣等虫类药以祛风搜络定痛。诸药合用，可活血化瘀补肾，有效改善临床症状。

三、预防调护

1. 早期预防

对低骨量人群（−2.5＜骨密度 T 值＜−1）进行早期干预具有重要意义，建议伴有 OP 危险因素者通过使用药物进行早期干预。

研究表明，补肾类中药可促进骨生成，抑制骨吸收，增加骨质量；健脾类中药可促进消化系统对钙、磷等微量元素，氨基酸及蛋白质等营养物质的吸收，从而达到增强骨质的功效。中药膏方治疗 OP 具有疗效显著、服用方便、不良反应较少、易于保存等特点，可以作为治疗选择。曹炜教授常用"骨疏康"膏方，此膏方的药物组成为：鹿角霜 30 g，黄芪 20 g，煅龙骨 20 g，煅牡蛎 20 g，杜仲 15 g，骨碎补 15 g，菟丝子 15 g，牛膝 10 g，锁阳 10 g，枸杞子 10 g，徐长卿 10 g，丹参 10 g，当归 10 g，五加皮 10 g，鸡血藤 10 g。以上药物合用，具有温肾通督、益精活血的功效，临证可根据具体症状进行加减。

2. 心理调护

OP 病程长、易反复发作，患者容易产生焦虑、抑郁情绪，从而造成机体内环境紊乱，影响骨代谢，增加骨量流失，加重症状。因此，在生活中应关心患者的心理健康，增加患者的治疗信心，消除患者对疾病的恐惧感，缓解其心理压力，鼓励其积极配合治疗。

3. 饮食调护

建议 OP 患者遵循以下膳食原则。

（1）膳食多样化，摄入足够的蛋白质、维生素和矿物质。避免摄入高盐、高脂肪食物，高盐食物会增加钙的流失。

（2）多食用富含钙的食物，如奶制品、豆类、坚果、绿叶蔬菜等，每日钙摄入量应达到 1000～1200 mg。如果摄入量不足，可在医生指导下适当补充钙剂。

（3）食用富含维生素 D 的食物，如牛奶、蛋黄、鱼类等，以促进钙的吸收。

（4）摄入足量的水，建议成年人每日饮用 1500～1700 ml水，提倡饮用白开水或淡茶水，戒烟戒酒，少喝咖啡、浓茶。

（5）控制糖的摄入，每日糖的摄入量不超过 50 g，宜控制在 25 g 以下。

（6）食疗具有较好的调养作用，推荐以下 4 个食疗方以供参考。

1）当归生姜羊肉汤。材料：当归 30 g，生姜 15 g，羊肉200 g。做法：将上述材料加水适量，共煮至羊肉熟烂。喝汤吃肉，每日 1 剂。功效：温阳补肾、温经通络，适用于脾肾阳虚型 OP 患者。

2）猪血瘦肉豆腐汤。材料：猪血 250 g，猪瘦肉 100 g，豆腐 100 g，胡萝卜 100 g，山药 100 g，调料适量。做法：将猪瘦肉切丝勾芡，猪血、豆腐切块，胡萝卜及山药切片。加清水煮沸后，调入姜末、食盐等，待煮熟后加入葱花、味精、猪油，稍煮即成。功效：健脾补肾、益气养血。

3）虾皮豆腐汤。材料：虾皮 50 g，嫩豆腐 200 g。做法：将虾皮洗净后泡发，豆腐切块，加葱花、姜末及料酒，油锅内煸香后加水烧汤。功效：补钙，常食此汤对缺钙的 OP 患者有效。

4）芝麻核桃粉。材料：黑芝麻 250 g，核桃仁 250 g，白砂糖 50 g。做法：将黑芝麻、核桃仁炒熟，研为细末，加入白砂糖拌匀，装瓶备用。每日 2 次，每次 25 g，温开水冲服。功效：补肾益精，适用于各型 OP 患者。

4. 日常调护

适当进行慢跑、游泳、太极拳、五禽戏、八段锦等运动，可增强肌力与肌耐力，改善平衡、协调性与步行能力，增加骨密度、维持骨结构，降低跌倒与脆性骨折的发生风险。运动疗法需遵循个体化、循序渐进、长期坚持的原则。卧床休息可以缓解疲劳和症状，但也会导致肌肉萎缩、关节挛缩等，除医嘱严禁活动者，OP 患者应适度活动。

四、医患问答

1. OP 一般会有哪些症状呢？

OP 在早期无明显症状，在中后期可能出现以下 3 个典型症状。

（1）疼痛

患者可有腰背痛或周身骨骼痛，负荷增加时疼痛加重或活动受限，严重时翻身、起坐及行走困难。

（2）脊柱变形

严重者可有身高变矮、驼背、脊柱畸形和伸展受限等表现。如果出现胸椎压缩性骨折可导致胸廓畸形，影响心肺功能；腰椎骨折则可改变腹腔解剖结构，导致出现便秘、腹痛、腹胀、食欲减低和饱胀感等。

（3）脆性骨折

因轻微跌倒或其他日常活动，甚至咳嗽而导致的骨折即脆性骨折。常见部位为胸椎、腰椎、髋部、桡尺骨远端和肱骨近端。不少患者早期无明显症状，经 X 射线检查才发现骨折。

2. 哪些检查可以及早发现 OP 呢？

目前 OP 应用最多、最简便的检查方法是骨密度检测，如果骨密度 T 值 < -2.5，即可诊断 OP，进一步检查血钙、血磷、血液维生素 D 水平等可明确疾病情况。X 射线检查、CT 检查及 MRI 检查也可以发现 OP。

3. 易患骨质疏松症的人群有哪些呢？

孕妇、绝经期后妇女及老年人是患 OP 的高危人群，另外服用糖皮质激素等特殊药物的患者也容易患 OP。

4. 在日常生活中应该怎样预防和治疗 OP 呢？

OP 治疗的关键在于补充骨量、强健骨质。为此，曹炜教授基于多年临床经验，提出了防治 OP 的"四个一"原则，即每日服用 1 片（600 mg）钙片，每日服用 1 片促钙吸收药物（骨化三醇、阿法骨化醇等），每日在户外晒太阳 1 小时（每日 3 次，每次 20 分钟为宜），每日喝 1 杯（500 g）纯牛奶（如乳糖不耐受，可选用酸奶）。钙的吸收需要活性维生素 D 的配合，而阳光则是前两者发挥作用的"催化剂"，在阳光的作用下，人体可充分吸收钙质；牛奶目前被认为是钙含量最为丰富的食物之一，它可以弥补人体每日钙摄入量的不足，起到食补的作用。

（张　晶）

第十二节　产后风湿

产后风湿，中医称其为"产后身痛"，是女性在分娩后出现关节肌肉疼痛综合征。分娩过程导致气血两虚，卫外不固，风寒湿邪乘虚而入，阻滞经络，引发"不通则痛"的病理变化。妊娠期气血下注养胎，分娩时耗气失血，导致冲、任二脉空虚，卫阳不固。此时若起居不慎，如过早接触冷水、久居潮湿环境中、受风着凉，风寒湿邪便会通过肌表经络深入关节；若产后出现情志失调导致肝气郁结，气滞血瘀，又或饮食失节进一步加重气血生化不足，则形成"本虚标实"的复杂病机。现代医学研究揭示了产后风湿的多系统病理机制，如分娩可导致雌激素水平骤降影响关节代谢，失血能够造成免疫功能抑制，且创伤应激（如剖宫产）可以增加发病风险。临床还发现，分娩后促炎因子异常升高与关节疼痛相关，而睡眠障碍可能加重病情。

《傅青主女科》指出："凡病起于血气之衰，脾胃之虚，而产后尤甚。是以丹溪先生论产后，必大补气血为先，虽有他症，以末治之，斯言尽治产之大旨。"产后亡血，脾伤，后天不足；妇人胞宫，肾气所主，产劳伤肾，先天有损。妇女产后常因劳伤，肾气、脾胃虚弱，致使精气溢泻、气血乏源，四肢百骸无法得到充足的濡养，一旦遭遇外邪侵袭，便极易出现肢体关节疼痛、活动不利等症状。曹炜教授从"双元"理论出发，认为本病主因气血不足、双元虚损、邪气乘虚而入所致。

一、临床体会

1. 双元不足为本

双元不足为产后风湿发生发展的根本原因，或因先天不足，或因后天失养，或因阳明脉衰，患者往往在生产之前已有双元亏损，分娩时大伤元气，进一步加重双元不足的病理状态。肾为先天之本，脾为后天之本，二者互生互用，若先天禀赋不足，则无以滋养后天，后天虚衰，水谷化生无力，也可能导致先天失养。《素问·上古天真论》指出："五七，阳明脉衰，面始焦，发始堕。"随着社会的发展、医疗水平的提高，高龄产妇越来越多，女性五七之年后，阳明脉衰是其生理，阳明脉为多气多血之经脉，故此时女性多气血不足，再行生产，必然大伤气血，难免损及根本。产后风湿发病总因双元不足，脾肾虚衰，妊娠前或妊娠期内已有不适的患者更易发病，需要格外关注。

2. 气血骤虚为机

患者分娩时气血骤虚，元气大伤，哺乳期又持续耗伤气血，若本有脾肾不足，则极易引起产后风湿。气血骤虚是本病起病的关键，分娩本耗伤气血，若产程过长，甚或有气虚下陷之弊。早在《金匮要略》中已经明确指出"新产血虚，多汗出"，产后气血不足，营卫不调，易出现汗出异常，进而耗伤肾气，可能出现小便不利等症状。产后哺乳也十分关键，乳血同源，若双元盛实，气血充沛，则乳汁分泌旺盛，若双元不足，气血亏虚，则乳汁稀少，盲目持续哺乳不仅会加重母亲的气血亏虚，也不利于婴儿的健康发育。分娩所致的气血骤虚使得"双元"不足的病理基础得以集中表现，出现产后风湿。

3. 虚气留滞为枢

产后风湿具有多虚、多瘀、多郁的病理特点，其中瘀、郁本质上是因虚而致。分娩虽然是一个生理过程，但会对产妇产生巨大的影响，产妇在分娩后往往元气大伤，气血相失，若产妇素体强壮，"双元"无损，多能较快恢复。若产妇在分娩前已有"双元"亏损，复遇分娩之伤，血虚运载无权，气虚推动无力，气血津液运行受阻，进而化血成瘀，酿液为痰，气滞、血瘀、痰湿互结，是病情变化的枢纽，若再受外邪侵袭，虚实相因，内外合邪，变症丛生。同时，产伤也会致瘀，但素体若无"双元"亏虚，随气血恢复，产伤所致之瘀也可自行缓解。

气滞则多郁，产后风湿患者多见情志症状，根本原因在于"双元"不足，但也受到患者生活、工作的巨大影响。女性在分娩后不仅需要承受身体的变化，还往往面临生活和工作的巨大压力，心理也较为敏感、脆弱，常常莫名感到心情低落，对日常事物缺乏兴趣，情绪波动大，稍不如意就烦躁不安。现代社会相对较小的家庭单元、较高的生活压力，更加剧了这些情志问题。瘀血或因于产伤，或源于虚滞，往往首见于下焦，常见恶露不尽或色暗血块，现代研究也表明女性在分娩后会出现血浆黏度升高，红细胞聚集性增强，与中医学的瘀血理念有相似之处。

4. 外邪侵袭为变

《妇人大全良方》指出："产后百节空虚。"产后患者气血骤虚，且因"双元"不足，短时间内难以恢复，易为外邪侵袭。"邪之所凑，其气必虚"说的正是这种情况。产后气血骤虚为外邪侵袭创造了条件，外邪侵袭也是产后风湿的常见诱因，同时，外邪痹阻经络，灌注百骸可能进一步耗伤气血。若无外邪侵袭，虽有气血之虚，与郁、瘀之患，患者尚有渐愈之机。外邪侵袭，正邪相争，可进一步损伤气血，易致病程迁延。

二、辨治思路

1. 调补双元贯穿始终

产后女性脾肾双元不足为产后风湿发病之本，因此本病的治疗关键为调补双元。治疗需培补脾肾双元，强壮筋骨。左归丸随症加减为常用方剂。左归丸以熟地黄、山药、枸杞子、山茱萸为核心，熟地黄滋阴补血益精，山药补脾养胃益肾，枸杞子滋补肝肾，山茱萸补益肝肾固精。配伍菟丝子、鹿角胶、龟甲胶阴阳并补，牛膝补肝肾强筋骨并引药下行。脾肾双元受损者加补骨脂、肉苁蓉，补骨脂温肾暖脾，肉苁蓉补肾阳益精血，二者合用可增强脾肾功能。肢体麻木者加桑枝、伸筋草；关节僵硬者加伸筋草、木瓜；腰膝酸软严重者加补骨脂、肉苁蓉，配伍淫羊藿、巴戟天以增强补肾强筋之力。

2. 兼顾多郁多瘀

产后风湿患者常有多郁、多瘀的病理特点，此多为因虚致实，治疗时则多强调以补为通之法。因此治瘀多用八珍汤加减，八珍汤能有效补养双元，改善气血两虚，缓解关节疼痛、肢体乏力等症状。八珍汤由四君子汤（人参、白术、茯苓、甘草）与四物汤（当归、川芎、白芍、熟地黄）组成。四君子汤中人参大补元气，白术健脾燥湿，茯苓利水渗湿，甘草调和诸药；四物汤中当归补血活血，川芎活血行气，白芍养血敛阴，熟地黄滋阴补血填精。八药共用，具有益气补血之功。临床应用时可随症加减：关节疼痛者加鸡血藤、桑寄生活血通络；肢体麻木者加木瓜、伸筋草舒筋活络。治郁则以涵养脾肾"双元"、疏肝解郁为原则，多用小柴胡汤合甘麦大枣汤。小柴胡汤和解少阳、疏肝和胃：柴胡疏解肝郁，黄芩清泻少阳热，半夏、生姜降逆和胃，人参、大枣、甘草益气健脾。甘麦大枣汤养心安神：甘草和中缓急，小麦养心除烦，大枣补中安神。临床应用时可随症加减：关节疼痛者加独活、桑寄生；失眠严重者加酸枣仁、柏子仁。通过综合治疗可改善躯体症状与情绪障碍，实现身心同治。

3. 重视防治六淫邪气

产后女性脾肾双元不足，体虚易受风寒湿邪侵袭。脾虚致气血生化不足，肾虚使抵抗力下降，外邪痹阻经络，阻碍气血运行，引发关节疼痛、肿胀等产后风湿症状。同时脾肾亏虚致卫气不固，出现多汗，且气血不足无法濡养关节肌肉，形成恶性循环。治疗时应重视六淫邪气致病，强调祛风散寒除湿通络、益气固表止汗之法。选用玉屏风散合生脉饮为基础方。玉屏风散中黄芪补肺脾之气，固表止汗；白术健脾益气，助黄芪固表；防风祛风解表，使固表不留邪。生脉饮中人参大补元气，麦冬养阴生津，五味子敛肺止汗，三药协同可益气固表、养阴止汗、调补脾肾。关节疼痛剧烈者加独活、威灵仙增强祛风除湿通络之功；关节肿胀明显者加薏苡仁、防己利水渗湿，配伍海风藤、络石藤疏通经络。汗多者增加黄芪、五味子用量；脾胃虚弱明显者加大白术、人参剂量。通过精准用药可有效治疗脾肾双元亏虚致风寒湿痹阻型产后风湿。

4. 产后十问

为帮助基层医师及产后患者更好地了解本病，曹炜教授拟定"产后十问"，以指导临床问诊，辅助辨证。①喂养方式：母乳、奶粉或混合喂养；②生产情况：顺产、剖宫产、试管婴儿及既往药物流产、人工流产史；③恶露及月经情况：恶露持续时间及月经来复情况；④传染病史：既往肝炎、结核等慢性疾病史；⑤怕风、怕凉情况：有无怕风怕冷及其分布部位；⑥疼痛情况：包括部位、性质、日夜变化及 VAS 评分；⑦出汗情况：诱因、出汗部位、发作时间及伴随症状；⑧纳眠与情绪状态；⑨盆底肌功能及是否漏尿；⑩手掌、手背皮肤温度与质地：如肌肤甲错（血虚血瘀）、关节发黑（肾虚）、大小鱼际发红（阴虚火旺）等体征。为方便记忆，特将以上内容编成《产后十问歌》，具体如下。

一问喂养二生产，三询恶露与经行。

四排肝疾并瘰瘵，五辨风寒部位明。

六问疼痛七问汗，八观纳寐兼情绪。

九评盆底十手部，再合舌脉及身形。

循歌细审诸般症，母子安康共护凭。

三、预防调护

1. 饮食调护

（1）产后风湿患者在饮食方面需要遵循营养均衡、温热滋补的原则，通过合理的饮食来增强身体的抵抗力，促进身体的恢复，缓解症状。蛋白质是身体恢复和维持正常生理功能不可或缺的重要营养素，对产后风湿患者尤为重要。瘦肉，如牛肉、猪肉等，富含优质蛋白质和多种微量元素，牛肉中的铁元素含量较高，有助于预防产后贫血，增强身体的造血功能。鱼类，如三文鱼、鳕鱼等，不仅含有丰富的优质蛋白质，还富含不饱和脂肪酸，对关节有很好的保护作用，能够减轻关节炎症反应。豆类，如黄豆、黑豆等，含有丰富的植物蛋白和膳食纤维。黄豆中的大豆蛋白是一种优质的植物蛋白，可部分替代肉类，满足身体对蛋白质的需求；黑豆具有补肾的功效，对脾肾虚弱的产后风湿患者有一定的滋补作用。蛋类和奶制品也是蛋白质、钙等营养素的良好来源，每日食用一个鸡蛋和一杯牛奶，能够为身体补充优质蛋白质和钙元素，有助于增强骨骼的强度，预防骨质疏松。新鲜蔬菜和水果富含维生素、矿物质和抗氧化物质，对产后风湿患者也非常重要。维生素 C 具有抗氧化作用，能增强免疫力，促进胶原蛋白的合成，有助于关节和皮肤的修复，橙子、柠檬、草莓等水果富含维生素 C，患者可适当多吃。维生素 D 能促进钙的吸收，对骨骼健康有益，蘑菇、鱼肝油等食物中含有一定量的维生素 D。蔬菜中的菠菜富含铁元素和维生素 K，有助于维持骨骼健康。患者应保证每日摄入足够的蔬菜和水果，如菠菜、西蓝花、苹果、香蕉等。

（2）产后风湿患者应避免食用生冷、辛辣、油腻的食物。生冷食物如冰激凌、冷饮、生鱼片等，容易损伤脾胃阳气。女性在分娩后身体较为虚弱，脾胃功能尚未完全恢复，食用生冷食物会使脾胃受到刺激，导致脾胃阳气受损，影响脾胃的运化功能，进而导致气血运行不畅，加重关节疼痛症状。辛辣食物如辣椒、花椒、生姜等，会刺激胃肠道，使湿热内生。女性在分娩后胃肠道较为敏感，食用辛辣食物会刺激胃肠道黏膜，引起胃肠道不适，同时还会导致体内湿热加重，不利于病情恢复。女性在分娩后胃肠道蠕动功能较弱，消化能力较差，食用油腻食物如油炸食品、肥肉等，会使胃肠道负担加重，导致消化不良、腹胀等症状。此外，油腻食物还可能导致体重上升，加重关节负荷，使关节疼痛症状更加明显。

（3）推荐以下 3 个茶饮方以供参考。

清郁方：黄芩 10 g、玫瑰花 10 g。

安神方：酸枣仁 10 g、玄参 10 g。

祛湿茶：芡实 10 g、赤小豆 10 g、炒薏苡仁 10 g。

2. 日常调护

产后保持良好的生活起居习惯对预防和缓解产后风湿至关重要。

（1）产妇应注意保暖，避免风寒湿邪侵袭。在寒冷季节或天气变化时，要及时增添衣物，尤其要注意关节部位的保暖，可佩戴护膝、护腕、手套等保暖用品。工作环境和居住环境应保持温暖、干燥、通风良好，避免潮湿阴冷的环境。床铺要保持干燥舒适，避免睡在潮湿的地方。洗澡时水温要适宜，一般控制在 37 ~ 40 ℃ 为宜，避免水温过低或过高，过低的水温容易导致寒邪入侵，过高的水温则可能烫伤皮肤，破坏皮肤屏障。同时，要避免使用刺激性强的洗浴用品，应选择温和、滋润的洗浴用品。

（2）产后要保证充足的休息，避免过度劳累。产妇产后身体虚弱，需要时间来恢复，因此要合理安排休息时间，保证每日有足够的睡眠时间，一般不少于 8 小时。在生活中，要注意姿势正确，避免长时间保持同一姿势，以免加重关节负担。例如，喂奶时可选择舒适的坐姿，可在腰部和背部垫上靠垫，以减轻脊柱压力；不要长时间弯腰，可将婴儿放在婴儿床上或摇篮里，减少弯腰次数。

（3）适当的运动锻炼对产后风湿患者也非常重要，但要注意循序渐进，避免剧烈运动。产后早期可进行一些简单的床上运动，如翻身、抬腿等，促进身体血液循环，增强肌肉力量。随着身体的恢复，可逐渐增加运动强度，如分娩2～3周后可进行产后瑜伽、产后操等运动，这些运动动作舒缓，既能增强体质，提高身体的免疫力，又能改善关节活动度，增强关节周围肌肉的力量，缓解关节疼痛和僵硬。在运动过程中，要注意根据自己的身体状况调整运动强度和时间，避免过度疲劳。

3. 心理调护

产后女性由于身体激素水平的变化，以及生活角色的转变，容易出现情绪波动。而产后风湿病程较长，且症状反复，会进一步加重患者的心理负担，导致焦虑、抑郁等不良情绪的产生。这些负面情绪会影响内分泌系统的正常功能，使体内激素水平失衡，进而加重病情。长期的焦虑和抑郁会使体内肾上腺素、皮质醇等应激激素持续处于高水平状态，这会干扰神经递质代谢，导致大脑神经调节紊乱，加重情绪障碍，还会刺激交感神经，使心跳加速、血压升高，增加心血管疾病的患病风险；还会影响胃肠道功能，引发消化不良等问题；此外，也会抑制免疫细胞活性，降低免疫力，让产后风湿患者更易受病菌侵袭，病情反复或加重，严重影响患者的身心健康与生活质量。

四、医患问答

1. 产后风湿患者能进行针灸、推拿或汗蒸吗？该怎么做？

部分产妇出现怕风怕凉、关节痛的症状时可能会选择针灸、拔罐甚至汗蒸以改善症状。产后可以适当进行针灸、推拿，但要注意频率和时间，一周不宜超过 2 次，每次时长不宜超过 30 分钟。产后不宜汗蒸，因为产妇本身具有气虚的特点，而汗蒸容易导致产妇气血耗伤加重，反而加重病情，使疾病迁延难愈。

2. 产后风湿患者能泡澡吗？需要注意什么？

患者产后免疫力低，要避免感染，因此不建议泡澡。洗澡时用淋浴器，且有时间限制，尽量不要超过 10 分钟，不要贪恋浴霸的温度。长发的患者要注意，不要用干发帽包住头发，洗完头发应立刻吹干，避免寒湿入体加重病情。

3. 为什么强调产后风湿患者多做户外运动？

因为户外空气清新，阳光充足，对患者的身心大有益处。当室外风力在 3 级以下时就可以带着婴儿在室外晒太阳、做运动。冬季气温低时可以做节奏快的广播操，夏季则可以练习太极拳、八段锦。

4. 产后风湿患者的饮食应该注意什么呢？需要忌口吗？

产后应"吃软不吃硬，吃热不吃凉"，建议食物营养丰富，品种多样。饮食不可偏嗜，鱼肉蛋奶、五谷杂粮、蔬菜瓜果都不可忽视，应均衡搭配。但注意要常温食用，切忌直接食用冰箱里的低温食品。食物不可过于辛辣刺激，少吃油腻食物，一则可以保持食欲，二则可以保护脾胃的运化功能，增强吸收能力。

5. 哺乳期服用中药影响婴儿吗？

部分产妇担心哺乳期服药会对婴儿造成影响，因此不敢服用中药而耽误了治疗。事实上，在哺乳期服药时如能做到以下几点，便可有效避免对婴儿造成影响。

（1）服药时间

产妇在哺乳期服用中药时，要先哺乳，再服药，哺乳后立即服药。服药时间与下一次哺乳时间间隔2小时左右。注意在白天、餐后服药，避免在晚上服药影响睡眠。

（2）关注婴儿

哺乳期服药期间需要重点观察婴儿是否出现湿疹及婴儿的大便情况。如婴儿突然出现湿疹或原有湿疹明显加重，大便连续3日呈黑绿色，哭闹严重，则需要及时向医生反馈，以调整药物。

（朱　珂　安　逸　张解玉　杨宏宇）

锦囊 4：肩关节锻炼操

搭背法

环绕法

划圆运动

（王欣妍）

第十三节　腰椎间盘突出症

　　腰椎间盘突出症（lumbar disc herniation，LDH）是腰椎间盘发生退行性病变，纤维环破裂，髓核单独或者连同纤维环、软骨终板向外突出，刺激或压迫神经或脊髓而引起的以腰腿痛为主要症状的临床综合征。LDH 的发病率较高，35 岁以上女性的发病率约为 2.5%，35 岁以上男性的发病率达到 4.8%。LDH 亦具有较高的复发率和致残率，相关研究表明其复发率为 2%～18%，致残率高达 7.2%。由 LDH 引发的长期疼痛、感觉减退、活动受限等症状对患者的日常生活及工作产生严重影响。本病绝大多数患者首选保守治疗，仅有约 10% 的患者需要手术，临床指南亦将保守疗法列为本病的首选治疗方案。

　　LDH 属于中医学中"痹证""腰腿痛"范畴。筋骨失养为本病发生发展的主要内因，风寒湿邪侵袭或跌仆损伤等是本病发生发展的关键外因，内外合邪导致腰部筋骨失衡，进而引发本病。中医药治疗 LDH 的历史悠久，在本病的预防、治疗以及术后康复中发挥着重要作用。中医药针对 LDH 的治疗措施十分丰富，但既往治疗多从"筋骨""肝肾"等角度入手，对"肉"及"脾主肌肉"的关注相对不足。曹炜教授从"双元"理论出发，认为本病的发生与脾肾双元关系密切。基于长期临床实践，曹炜教授在 LDH 的治疗上，不仅重视"调治肝肾"，同样注重"荣养脾元"，强调"脾主肌肉"的重要性，从"筋骨肉并重，肝脾肾同调"的整体思想出发，不断完善 LDH 的诊疗体系，提高临床疗效。

一、临床体会

《灵枢·经脉》云"骨为干，脉为营，筋为刚，肉为墙"，《素问·痹论》云"痹在于骨则重，在于脉则血凝而不流，在于筋则屈不伸，在于肉则不仁，在于皮则寒"，表明痹病与筋、骨、肉密切相关。腰背部及腿部肌肉紧张、肌肉力量减弱、肌肉萎缩是 LDH 的重要临床特征，也是加速病情发展的重要环节。因此，治疗本病既要关注"筋"与"骨"的平衡，又要加强对"肉"的重视。《素问·痹论》载"故骨痹不已，复感于邪，内舍于肾；筋痹不已，复感于邪，内舍于肝……肌痹不已，复感于邪，内舍于脾"，故可以从"筋骨肉失衡，肝脾肾失调"

来阐释 LDH 的病机。在治疗上，应注重调理筋、骨、肉之间的关系，并注重各脏腑之间的协调统一，以达到整体诊治的目的。

1. 肝血不足，筋失濡养

《素问·六节藏象论》曰"肝者，罢极之本""其充在筋"，说明肝主管筋的活动，使筋能够耐受疲劳，维持正常的运动功能。"筋"即现代医学中的韧带、肌腱、纤维环等结缔组织，LDH 与纤维环、前纵韧带、后纵韧带、黄韧带等"筋"的病变密切相关。《素问·上古天真论》亦提出"肝气衰，筋不能动"，强调肝与筋密切相关，筋之功能正常有赖于肝之濡养，随着年龄的增长，肝血不足，无法充分濡养筋脉，导致筋脉失去弹性和活力，从而出现动作僵硬迟缓、周身活动不利，甚或"腰反折不可俯仰"等症状。因此，需重视肝的状态与 LDH 发生发展的关系。肝血不足，可致腰背部筋失濡养、弛纵无力，腰椎的稳定性下降，纤维环破裂，引发腰椎间盘内髓核组织的突出。

2. 肾元亏损，骨质不坚

《素问·五运行大论》中道"肾生骨髓"，《素问·六节藏象论》曰"肾者……其充在骨"，《素问·逆调论》曰"肾不生，则髓不能满"，《中西汇通医经精义》提出"肾藏精，精生髓，髓生骨，故骨者肾之所合也；髓者，肾精所生，精足则髓足，髓在骨内，髓足则骨强"，可见肾元（包括肾中元气和肾中元精）是骨髓的源泉，骨髓是骨骼健康的基础。《素问·脉要精微论》曰"腰者，肾之府，转摇不能，肾将惫矣"，《诸病源候论》中道"肾气不足，受风邪之所为也。劳伤则肾虚，虚则受于风冷。风冷与真气交争，故腰脚疼痛"，可见腰痛与肾的功能密切相关，肾元不足，精血亏虚，骨骼筋脉失于濡养，久之脉络闭阻，腰脊失养，骨质不坚，发为腰痛。《素问·上古天真论》指出肾有"受五脏六腑之精而藏之"的功能，强调了肾元充盈对于维持五脏六腑生理功能的重要性。肾元亏虚可导致腰椎强度下降，使腰椎稳定性减弱，促进了 LDH 的发生；肾元亏虚还可导致免疫、代谢等生理功能下降，间接影响腰椎间盘，引发 LDH。

3. 脾失健运，肉萎无力

中医学中的"肉"包括肌肉、脂肪和皮下组织。《灵枢·经脉》曰"肉为墙"，指肉在外，像墙垣一样保护内在脏腑器官。腰背部的肌肉可对腰椎间盘提供支撑和保护，肌肉的强健和灵活有助于减轻腰椎间盘的压力。腰背部肌肉失衡，导致腰椎间盘承受的压力不均，增加了解椎间盘突出的风险。《素问·痿论》曰："脾主身之肌肉。"脾主运化水谷、精微、津液，以化生气血，并将其输送到全身各处肌肉、脂肪和皮下组织，以供"肉"之营养。肉与脾相应，肌肉依赖脾胃运化的水谷精微滋养，脾气健运，则肌肉壮实，人体运动功能完善。LDH 患者出现腰背部及下肢肌肉紧张和僵硬、肌肉力量下降、肌肉萎缩等，多与脾元失养，脾之运化功能失常有关。脾元功能失常，肌肉易发生病变，再者脾元虚弱，水湿运化失调，流注于腰背、浸于经络，诱发腰背部疼痛。

二、辨治思路

"肝脾肾亏虚，筋骨肉失衡"为 LDH 发生发展的核心病机。肝主筋，肾主骨，脾主肉，从五脏一体观来看，三者精血互生，水液相济，关系密切。从经络循行来看，足太阴脾经、足厥阴肝经、足少阴肾经三经循行均经过下肢，可传输气血津液至此，直接濡养下肢肌肉筋骨。此外，足太阴脾经、足厥阴肝经、足少阴肾经与循行于腰背部的足阳明胃经、足少阳胆经、足太阳膀胱经相表里，以濡养腰背部筋骨和肌肉。因此，在临床治疗中当以协调平衡筋、骨、肉三者的状态为基本原则，通过养肝柔筋、补肾强骨、健脾强肌的方法，发挥"脏腑－筋骨肉"的综合治疗效应。

1. 养肝柔筋

《素问·经脉别论》道："食气入胃，散精于肝，淫气于筋。"胃负责食物的消化和吸收，肝将精微物质转化贮藏并输布于筋，筋依赖于肝血的滋养。《素问·五藏生成》曰："故人卧血归于肝……足受血而能步，掌受血而能握。"肝血得养，肝体得柔，则肝气自疏，筋得濡养。肝之气血亏虚，则筋失养，筋力不健，纤维环加速退变，弹性降低，以致破裂，导致 LDH 的发生。故曹炜教授认为 LDH 的早期阶段当属于"筋出槽""筋伤"范畴，手法治疗当以理筋、强筋为原则，通过理筋手法配合适当的功能锻炼，延缓病情进展。在针灸选穴时可选取阳陵泉、肝俞、足临泣、太冲、胆俞、太溪以养肝柔筋。在中药治疗方面，可在方药中酌情添加白芍、当归、五味子等养血柔肝荣筋之品。同时，肝属木，喜条达而恶抑郁，病情迁延日久多导致肝气郁结，局部出现气滞血瘀，需治以疏肝解郁、活血化瘀。

2. 补肾强骨

《素问·脉要精微论》指出："腰者，肾之府，转摇不能，肾将惫矣。"肾为先天之本，主骨生髓，肾元充盈，则骨骼强健，腰部有力，活动自如。若肾元亏虚，犹如水之源枯竭，则无法充分濡养腰府及骨骼，导致腰部功能受损，腰椎的稳定性减弱，腰府失去应有的活力和支撑力，出现酸软无力之感。已有大量研究证实，内服补肾类中药可改善 LDH 患者的腰部疼痛和酸软无力感，并且远期疗效良好。可使用杜仲、淫羊藿、桑寄生、熟地黄、骨碎补、鹿角胶、补骨脂、肉苁蓉、龟甲等补肾强骨之品。针灸治疗时，可选择肾经、膀胱经、督脉上的穴位，如肾俞、命门、腰阳关、委中等。在推拿按摩方面，可通过推拿按摩肾经、膀胱经上的穴位，以疏通经络，调节肾气，强筋壮骨。在食疗方面，可食用具有补肾强骨作用的食物，如核桃、黑豆、羊肉等。

3. 健脾强肌

《针灸大成》云："百病所起，皆始于荣卫，然后淫于皮肉筋脉骨。"腰部肌肉不坚，使得风寒湿等外邪易于侵袭人体，导致腰部气血运行不畅，从而引发或加重腰痛。当肌肉与骨骼之间的平衡被打破，则出现肌肉萎缩、筋脉拘挛，不仅削弱了腰部结构的稳定性，还导致腰椎间盘的退变加速，最终引发 LDH。肌、骨失衡状态的持续，使得腰椎及其周围组织损伤进一步恶化，形成恶性循环。脾胃为后天之本，气血生化之源，对肌肉的生长和修复起着重要作用。脾胃功能正常，气血充足，肌肉得以滋养。LDH 患者常伴有脾胃虚弱，导致肌肉失养，而出现腰腿无力、肌肉萎缩等症状。因此，通过调理脾胃，增强脾胃功能，可改善气血生化，促进肌肉的生长和修复，减轻腰腿疼痛和功能障碍。内服中药治疗时，可使用具有健脾益气作用的中药，如黄芪、党参、白术等，以增强脾胃功能。针灸治疗时，可选择足三里、大都、太白、脾俞、胃俞等穴位，以调节脾胃功能。通过推拿按摩脾经和胃经上的穴位，如足三里，以及脾俞、胃俞等，以疏通经络、健脾强肌。在饮食调理方面，建议饮食清淡，多吃易消化、富含营养的食物，以滋养脾胃。可适当进行腰背肌锻炼，如练习五禽戏、太极拳等，以增强腰背肌力量，减轻腰椎间盘的压力。

三、预防调护

1. 预防措施

LDH 是一种常见的腰部疾病，主要表现为腰痛、下肢放射痛、麻木等症状。为了预防 LDH 的发生，可以采取以下措施：①保持正确的姿势：无论是站、坐还是躺，都应该保持正确的姿势，避免长时间弯腰或过度扭转腰部，正确的姿势可以减少腰椎间盘的压力，降低腰椎间盘损伤的风险。②加强腰背肌锻炼：定期进行腰背肌锻炼，如游泳、练瑜伽、打太极拳等，可以增强腰背肌的力量和柔韧性，减少腰椎间盘的压力。③控制体重：肥胖会增加腰椎的负担，因此控制体重对预防 LDH 非常重要。④避免长时间保持同一姿势：长时间保持同一姿势会增加腰椎间盘的压力，应每隔一段时间变换姿势，进行适当的休息和活动，这样可以减轻腰部筋和肉的疲劳，降低腰椎间盘损伤的风险。⑤合理使用腰部力量：在搬运重物时，应使用正确的姿势和技巧，避免突然用力或过度使用腰部力量，正确的搬运姿势可以减少腰部肌肉和韧带的损伤。⑥保持良好的生活习惯：避免吸烟和过量饮酒，这些不良习惯会影响骨骼健康和腰背肌的功能。此外，保持良好的生活习惯，如规律作息、保持充足的睡眠等，也有助于预防 LDH。⑦注意保暖：腰部受凉会增加腰椎间盘的压力，应注意保暖，特别是在气温变化较大的季节，避免长时间处于寒冷潮湿的环境中，以降低风寒湿邪侵袭腰部的风险。⑧避免过度劳累：过度劳累会加重腰部的负担，应注意劳逸结合，避免过度劳累，合理安排工作和休息时间，保持身心健康。⑨保持良好的心理状态：心理压力过大也会影响身体健康，应保持良好的心理状态，避免过度紧张和焦虑，适当的心理调适和放松技巧，如冥想、深呼吸等，有助于预防 LDH。

2. 日常调护

确诊 LDH 后，患者在日常生活中需注意以下方面：①保持正确的姿势至关重要，站立时要挺胸直腰，双脚自然分开，避免长时间单脚承重或身体过度前倾后仰；坐着时选择支撑性良好的椅子，使背部紧贴椅背，双脚平放于地面，避免久坐，每隔 1 小时起身活动 5～10 分钟。②适度锻炼对增强腰背肌力量、提升腰椎稳定性很有帮助，可选择散步、游泳、瑜伽等低冲击运动，但要避免跑步、跳跃等剧烈运动。③控制体重也很重要，肥胖会增加腰椎负担，应通过合理饮食和适量运动来维持健康的体重。④注意腰部保暖，避免受寒，寒冷天气容易引起腰部僵硬和疼痛，应穿着合适的衣物，必要时可使用热水袋热敷。⑤保持良好的心理状态，积极乐观的心态有助于缓解疼痛感，促进康复，可通过冥想、深呼吸等方式来减轻压力，避免因压力导致的肌肉紧张。

四、医患问答

1. LDH 必须通过手术治疗吗？有哪些保守治疗方法？

LDH 并非必须通过手术治疗，多数患者通过保守治疗可有效缓解症状，常用的保守治疗方法包括：①卧床休息，急性期卧床能减轻肌肉痉挛和腰椎间盘压力，一般建议 LDH 患者严格卧床 2～3 周后佩戴腰围下床活动。②药物治疗，如使用非甾体类抗炎药、神经营养类药物、肌肉松弛剂等可缓解 LDH 患者的症状。③物理治疗，如体外冲击波治疗、中低频电疗、高能量激光治疗等可缓解 LDH 患者的不适。④中医治疗，在辨证论治指导下进行中药调理可改善患者的整体状况，针灸可缓解神经根炎症，推拿按摩可放松肌肉，调整椎间盘及其周围组织状态。⑤功能锻炼，腰背肌锻炼可加强腰背肌力量，恢复肌肉平衡，核心肌群强化运动可提升脊柱稳定性。⑥其他治疗，如注射疗法的封闭疗法、臭氧水注射消炎镇痛，可促使水肿吸收。

2. 中医药治疗 LDH 具有哪些优势？

中医药治疗注重整体观念和辨证施治，能够根据患者的具体症状和体质进行个体化治疗，从而更精准地缓解症状、提高生活质量。通过服用具有温经散寒、行痹止痛、荣养筋骨等作用的中药，可有效缓解腰腿痛及腰椎功能障碍，且药效持久。中药外敷、熏蒸等方法能够使药效直接作用于病灶，通过热效应和药物药效的双重作用，达到舒经活络的功效。针灸和推拿作为中医特色技术，操作简便、起效快、无毒副作用，也可作为 LDH 可选择的中医治疗方法。中医药治疗亦具有成本相对较低、副作用小的特点。

3. LDH 术后如何康复？会复发吗？

LDH 患者在术后需遵循医嘱进行综合性康复训练，一般术后 3~5 天可佩戴腰围下地行走，2 周左右可佩戴腰围进行日常活动。康复训练旨在锻炼股四头肌力量、预防神经根粘连、促进下肢血液循环和增强腰背肌力量。LDH 术后存在复发可能，复发率一般在 5%~11%。复发与髓核未全部摘除、椎间隙不稳定等多种因素相关。为降低复发风险，患者需避免腰部剧烈活动，坚持锻炼腰背部肌肉力量，适当进行有氧训练以减轻体重，并注意心理调整。

4. 不做手术的情况下，突出的椎间盘组织可能会缩小吗？

在不进行手术的情况下，突出的椎间盘组织有可能会缩小，这一现象被称为椎间盘突出的自发性重吸收。研究表明，在 LDH 的患者中，有一部分患者可以通过保守治疗实现突出椎间盘组织的缩小甚至消失。然而，需要注意的是，突出椎间盘的自发性重吸收与多种因素有关，如患者的年龄、病程长短、突出物的大小和突出物类型等。一般来说，年龄较小、病程较短、突出物较大且未发生钙化的患者，更有可能发生突出椎间盘组织的重吸收。

（张智龙）

第三章　医案精选

第一节　类风湿关节炎验案分析

一、小关节肿痛验案

1. 诊疗经过

患者，女，32岁。

初诊： 2020年11月3日。

主诉： 多关节疼痛2月余。

现病史： 患者于2020年9月中旬锻炼时受寒，然后出现左足第3、4、5脚趾肿痛，外院诊断为"类风湿关节炎"，予依托考昔片治疗1个月，疗效欠佳。刻下症：左足第3、4、5脚趾肿痛，右手小指远指间关节肿痛，双膝关节疼痛、活动时加重，晨起右肘关节压痛，受寒后加重。平素易疲劳，纳差，眠可，小便调，大便每日2~3次，便质黏。舌红、边有齿痕，苔白，脉细弱。实验室检查：C反应蛋白<1 mg/L，红细胞沉降率为5 mm/h，类风湿因子为123 IU/ml，抗环瓜氨酸肽抗体为194 U/ml，抗突变型瓜氨酸波形蛋白抗体为45 U/ml，*HLA-*

B27（-），IL-6 8.4 pg/ml，IL-1β 25.9 pg/ml。超声示右手小指关节滑膜增厚伴关节腔积液形成；左足第3、4趾间关节滑膜增厚。X线片示双手双足骨质完整，关节面光滑，关节间隙及周围组织未见异常。

西医诊断：类风湿关节炎。

中医诊断：尪痹（脾虚湿滞、风寒阻络证）。

治法：健脾除湿、祛风通络，佐以解毒活血。

处方：

黄芪15 g	麸炒薏苡仁15 g	苍术15 g
附片6 g（先煎）	独活15 g	防风6 g
荆芥12 g	青风藤15 g	酒乌梢蛇10 g
桑枝10 g	徐长卿12 g	当归9 g
白芍15 g	金银花15 g	土茯苓20 g
炙甘草6 g		

28剂，每日1剂，水煎服，早午分服。

二诊：2020年12月19日。左足脚趾、右手小指肿痛减轻，双膝关节疼痛、右肘压痛缓解，无疲乏之感。因天气变化怕冷明显。原方去桑枝、白芍，加菟丝子12 g、羌活15 g、蜈蚣1 g，继服28剂。

三诊：2021年1月16日。唯左手中指稍肿，上方改蜈蚣为2 g、当归为15 g，加忍冬藤15 g，继服2个月症状痊愈。

2. 治疗体会

结合病史及刻下症，本案乃脾虚湿滞、风寒阻络证，故治以健脾除湿、祛风通络，佐以解毒活血。方中黄芪、麸炒薏苡仁、苍术健脾除湿；附片、独活入肾经，既可鼓舞肾气，充实卫分，腾肾阳以达肢末，又可益火培土，兼驱寒除湿；防风、荆芥、青风藤、酒乌梢蛇、徐长卿、桑枝可祛风湿、通经络、利关节；佐当归、白芍固护阴液、通行血络，以防辛温之品太过，邪从燥化；金银花、土茯苓解毒散邪，以防毒邪聚集；炙甘草调和诸药。二诊时，患者病情缓解，故加蜈蚣以搜剔伏匿之邪，加菟丝子、羌活以调补肾阳。三诊时，患者病情稳定，少加活血通络之品以加强通络搜毒之力。本案治疗重点为在健脾补肾的基础上祛风湿、通经络，兼以解毒活血，疗效确切。

二、多关节疼痛验案

1. 诊疗经过

患者，女，58 岁。

初诊：2020 年 10 月 11 日。

主诉：全身多关节间断疼痛 8 年余，加重 2 周。

现病史：患者 2012 年因受凉诱发双侧近指间关节、双侧腕关节肿痛，于当地医院诊断为"类风湿关节炎"，予甲泼尼龙片、甲氨蝶呤治疗，症状反复发作。刻下症：双侧第 2～5 近指间关节肿痛，双侧腕关节肿痛明显，局部皮肤无泛红及皮温升高，晨僵 30 分钟左右，双侧膝关节疼痛，腰膝酸软，双足底不适，足趾发僵。纳尚可，失眠多梦，大便不成形、质黏，日行 1 次，夜尿频，每晚 2~3 次，无尿急、尿痛。舌暗、尖红，苔白腻微黄，脉沉细滑。实验室检查：类风湿因子 43.5 IU/ml，C 反应蛋白为 10 mg/L，红细胞沉降率为 41 mm/h，肝肾功能未见异常。双手 X 线片示双手符合类风湿关节炎改变。双侧腕关节超声示右腕关节骨赘、骨侵蚀，多发肌腱炎、腱鞘炎、滑膜炎；左腕少量积液，多发骨侵蚀。

西医诊断：类风湿关节炎。

中医诊断：尪痹（肾元亏虚、痰湿瘀阻证）。

治法：固本培元，祛湿化痰活血。

处方：

独活 15 g	桑寄生 30 g	盐补骨脂 9 g
烫骨碎补 9 g	炒苍术 15 g	炒薏苡仁 15 g
附子 10 g	细辛 3 g	木香 10 g
姜厚朴 15 g	姜黄 15 g	酒大黄 9 g
僵蚕 9 g	蝉蜕 6 g	川牛膝 15 g

28 剂，每日 1 剂，水煎服，早晚分服。

二诊：2020 年 11 月 14 日。双侧近指间关节、双侧腕关节肿痛较前减轻，双膝关节疼痛明显减轻，偶有行走时疼痛，晨僵约 30 分钟。纳可，眠差，但较前有所改善，大便成形，小便频较前缓解，夜尿每晚 1~2 次。舌淡暗，苔白腻，脉沉滑。实验室检查：类风湿因子为 36.7 IU/ml，C 反应蛋白为 6.89 mg/L，红细胞沉降率为 30 mm/h。原方去烫骨碎补、姜厚朴，加制远志 9 g、炒酸枣仁 15 g，继服 28 剂。

三诊：2020 年 12 月 16 日。双侧近指间关节、双侧膝关节疼痛基本缓解，双侧腕关节持物时仍有疼痛，晨僵稍活动后可缓解。纳可，眠差，仍难以入睡，但较前改善，二便调。舌暗，苔白，脉沉。实验室检查：类风湿因子为 28.1 IU/ml，C 反应蛋白为 4.19 mg/L，红细胞沉降率为 23 mm/h。效不更方，继予上方 28 剂。

四诊：2021 年 1 月 14 日。关节无明显疼痛，睡眠较前有缓解。嘱其规律服药，遵循补钙方案，适度进行关节功能锻炼，定期复查。

2. 治疗体会

本案患者为老年女性，且有类风湿关节炎病史 8 年，经治疗后，病情反复发作。初诊时患者表现为多关节肿痛伴晨僵，但局部皮肤无泛红及皮温升高，腰膝酸软，失眠多梦，夜尿频多，舌暗、尖红，苔白腻微黄，脉沉细滑。中医辨证为肾虚痰湿瘀阻证，予独活寄生汤合升降散加减，补肾以治本，升清降浊、通利三焦以治标。方中独活、桑寄生、盐补骨脂、烫骨碎补、附子、细辛、川牛膝、木香、姜厚朴、炒苍术、炒薏苡仁共用以补肾强骨、祛风湿而止痹痛，其中独活、川牛膝可引药下行；炒苍术、炒薏苡仁可健脾祛湿消肿，枢转中焦气机。升降散中"取僵蚕、蝉蜕，升阳中之清阳；姜黄、酒大黄，降阴中之浊阴，一升一降，内外通和，而杂气之流毒顿消矣"，诸药共用，疏利三焦，调畅气机，祛湿化痰活血。二诊时，患者关节疼痛较前减轻，小便频较前缓解，但仍失眠多梦，去烫骨碎补、姜厚朴，加制远志、炒酸枣仁健脾养心、安神益智以调睡眠。三诊时，患者诸症均有改善，继续予上方以巩固疗效。

（杨　越）

第二节　痛风验案分析

一、泄浊通痹方治疗痛风验案

1. 诊疗经过

患者，男，35 岁。

初诊：2023 年 12 月 9 日。

主诉：多关节间断疼痛 12 年，加重 5 天。

现病史：患者于 12 年前发现血尿酸升高，伴足趾关节、足踝关节、足跟关节疼痛，诊断为"痛风性关节炎"，常因劳累、饮食不规律引起关节反复疼痛，发作时应用抗炎止痛药治疗后稍有缓解。2022 年行右足跟痛风石结晶取出术。近 1 年痛风发作 4 次，每次持续 1 周左右，血尿酸为 450～650 μmol/L。5

天前因少量饮酒出现关节疼痛加重，伴双膝红肿疼痛，遂来就诊。刻下症：双侧膝关节肿痛，右足趾关节疼痛、轻微红肿，皮温略高，足背略肿胀，第2、3趾背侧可见豌豆大小、淡黄色硬质结节，偶有口干、眼干，常觉乏力、烦躁，纳可，眠欠安，入睡困难，小便偏黄，有泡沫，夜尿每晚1～2次，大便调，偶不成形。舌暗、边有齿痕，苔白厚腻，舌下络脉增粗，脉弦细滑，尺脉稍沉。查血尿酸为527 μmol/L。

西医诊断：痛风性关节炎（难治性痛风）。

中医诊断：痹病（湿热瘀阻、脾肾亏虚证）。

治法：利湿清热、化瘀通络，兼以健脾益肾。

处方（泄浊通痹方加减）：

土茯苓 40 g	炒薏苡仁 30 g	车前草 30 g
绵萆薢 15 g	川牛膝 15 g	蜂房 9 g
僵蚕 12 g	络石藤 30 g	生黄芪 30 g
炒白芍 15 g	山萸肉 15 g	当归 15 g
川芎 15 g	干石斛 15 g	制远志 10 g
炙甘草 9 g		

21剂，每日1剂，水煎服，早晚分服。嘱患者低嘌呤饮食，戒烟限酒，多饮水，减少熬夜，避免剧烈运动。

二诊：2024年1月2日。患者双侧膝关节肿痛较前好转，右足趾关节疼痛明显减轻，无明显红肿，其他关节肿痛症状已无，口干、眼干较前好转，乏力减轻，眠欠安，多梦，二便调。查血尿酸为 475 μmol/L。予上方减土茯苓用量至 20 g、僵蚕用量至 9 g，去制远志，加酸枣仁 20 g，14 剂。

此后患者规律复诊，于初诊方基础上随症加减以巩固疗效。复诊时患者病情控制良好，关节疼痛肿胀症状基本缓解，活动无明显受限。

2. 治疗体会

本案患者血尿酸水平高于 360 μmol/L，痛风发作频率 ≥2 次/年，查体可见足趾端痛风石，属于难治性痛风。关节疼痛肿胀、皮温高，有痛风石，小便黄等为湿热瘀阻证表现，病程较长、乏力、便溏、夜尿频等为脾肾亏虚之象，综合舌象、脉象，辨为湿热瘀阻、脾肾亏虚证，治宜利湿清热、化瘀通络，兼以健脾益肾，处方以泄浊通痹方为基础进行加减。初诊方中土茯苓为君，一可清热解毒、祛湿除浊，二可通利关节、止痛散结；绵萆薢、炒薏苡仁、车前草三药共用为臣，可增强利湿祛浊、清热除痹之效；佐以川牛膝、当归、川芎活血通络、养血补虚，络石藤、蜂房、僵蚕逐瘀通络、消肿止痛，搜剔经隧湿浊毒邪；加用生黄芪、炒白芍、山萸肉、干石斛补脾益肾，制远志安神益智，炙甘草调和诸药。全方攻补兼施、标本兼顾，在祛除浊邪瘀毒的同时补脾益肾、调畅气血。二诊时患者症状较前好转，筋骨关节逐渐通利，浊邪瘀毒渐消，提示利湿清热、化瘀通络之法已然奏效，但诸邪未净，故仍维持上方但减土茯苓、僵蚕用量；患者眠差，去制远志，加酸枣仁增宁心安神之力。本案辨证准确、方药贴切，故患者病情控制良好，关节疼痛肿胀症状基本缓解。

二、痛痹消方治疗痛风验案

1. 诊疗经过

患者，男，55 岁。

初诊：2024 年 2 月 28 日。

主诉：周身多关节肿痛 13 年。

现病史：患者于 13 年前饮酒后出现右踝关节疼痛，不能履步，于当地医院就诊，诊断为"高尿酸血症，痛风"。13 年来患者症状间断发作，2～3 年 1 次；发作时口服非布司他 40 mg，每日 1 次；双氯芬酸钠缓释片 50 mg，每日 2 次；查血尿酸为 360～380 μmol/L，控制平稳。近 2 年劳累后及天气变化时出现双侧踝关节肿胀、疼痛，左侧膝关节疼痛，应用止痛药及外用膏药治疗后效果不佳，遂求中医诊治。刻下症：双侧踝关节内侧有发热感，轻微肿胀，左侧膝关节疼痛、无力，遇阴雨天不适感加重，劳累后病情易反复。纳可，寐可，大便每日 2 次，时不成形，质黏，小便调。舌暗，边有齿痕，舌中有裂纹，苔略腻。左脉沉细，右脉细滑。双足正位、双踝正侧位 CT 检查示双踝骨关节炎，周围软组织略肿胀。查血尿酸为 345 μmol/L。

西医诊断：痛风。

中医诊断：痹病（脾肾两虚、湿热瘀阻证）。

治法：清热利湿、活血化瘀，兼顾补益脾肾。

处方（痛痹消方加减）：

麸炒苍术 15 g	酒萸肉 15 g	川牛膝 15 g
防风 12 g	茯苓 15 g	泽泻 10 g
黄柏 10 g	防己 15 g	粉萆薢 15 g
土茯苓 30 g	干益母草 15 g	忍冬藤 30 g
补骨脂 10 g	炙黄芪 15 g	麸炒白术 15 g
薏苡仁 30 g		

14 剂，每日 1 剂，水煎服，早晚分服。

二诊：2024 年 3 月 13 日。双侧踝关节内侧发热感明显减轻，肿胀略消退。左侧膝关节疼痛好转，无力感减轻，远距离行走、负重及上下楼梯时仍有隐痛，阴雨天、劳累时症状加重明显。纳可，寐可，大便每日 1 次，偶有不成形，小便调。舌淡暗，边有齿痕，舌中有裂纹，舌根苔略腻。左脉沉细，右脉弦滑。在上方基础上去防己，加杜仲 12 g、秦艽 9 g，继服14 剂。

三诊：2024 年 3 月 28 日。双侧踝关节内侧无明显发热，肿胀消退明显，未触及皮肤凹陷。左侧膝关节疼痛明显减轻，每日早晚锻炼行走不受影响，上下多层楼梯时偶有隐痛，阴雨天、劳累时症状加重不甚。纳可，寐可，二便调。舌淡，边有齿痕，苔薄微腻，脉细滑。在上方基础上去泽泻、秦艽、土茯苓、黄柏，加川芎 15 g、鸡血藤 15 g、桑寄生 20 g、山药 30 g，继服 14 剂。

2. 治疗体会

本案患者系痹病，病位在筋骨关节，证属虚实夹杂。患者有痛风病史多年，一方面湿邪郁久，化热生瘀，阻滞筋骨关节，气血运行不畅；另一方面病程日久损伤脾肾，致使脾肾亏虚。湿与热搏，注于下肢，故出现膝关节疼痛、踝关节发热，阴雨天时症状加重明显；遇劳累病情反复乃脾肾虚损、不能御邪之故；大便不成形、质黏为脾虚湿阻表现；舌脉亦提示脾肾两虚、湿热瘀阻之象。结合"双元"理论，当以清热利湿、活血化瘀为先导，以祛除有形之邪，兼顾补益脾肾，以扶助正气，气血顺调、脉络通畅，诸症自消。

痛痹消方是曹炜教授多年治疗关节炎的临床经验方，在痛风、类风湿关节炎、骨关节炎等疾病中均取得显著疗效。初诊方为痛痹消方加减，方中麸炒苍术为君，麸炒苍术燥湿健脾，助中焦运化水湿，补脾肾元气；黄柏善去下焦湿热、具有清热解毒的作用；川牛膝补肝肾、祛风湿，对下肢筋骨疼痛等症状具有缓解作用；薏苡仁利湿舒筋，有助于缓解湿热引起的筋骨疼痛。四药合用，尤善治足膝红肿、筋骨疼痛等症。辅以泽泻、茯苓、防己、粉萆薢、土茯苓，加强利湿清热之效，使湿热从下而行。湿痰瘀互结日久，故予干益母草、忍冬藤活血化瘀、通络化痰，以除顽邪。脾肾亏虚，故予酒萸肉、补骨脂补肾益精，炙黄芪、麸炒白术补气健脾。患者症状在阴雨天常有加重，故予防风散风御邪。初诊服药后，患者关节症状减轻，实为湿热痰瘀渐消，故减少方中除湿药防己，加杜仲、秦艽进一步祛风湿、强筋骨。三诊时患者关节症状已大有好转，故治疗以扶助正气、补益脾肾为要点，去泽泻、秦艽、土茯苓、黄柏，加川芎、鸡血藤、桑寄生、山药，巩固补脾益肾、调气和血之效，内外、邪正兼顾，故病速愈。

（杜杰扬）

第三节　强直性脊柱炎验案分析

补脾益肾法治疗强直性脊柱炎验案

1. 诊疗经过

患者，男，35 岁。

初诊：2024 年 5 月 7 日。

主诉：腰骶部疼痛伴活动受限 3 年余，加重 6 个月。

现病史：患者 3 年前因右侧腰骶部疼痛就诊于北京大学第三医院，发现 HLA-B27（＋），结合肾结石病史、骶髂关节 MRI，医生诊断为"强直性脊柱炎"。刻下症：骶髂关节晨起时僵硬，夜间僵痛，疼痛 VAS 评分为 5 分，疼痛影响睡眠，足跟痛，眼干。纳可，寐差，大便不成形，日行 1 次，小便可。舌淡红，苔薄白，边有齿痕，脉弦滑、尺沉。骨盆正位 X 线片示双侧骶髂关节改变。

西医诊断：强直性脊柱炎。

中医诊断：大偻（脾肾亏虚证）。

治法：补益脾肾。

处方：

炙淫羊藿 15 g	菟丝子 10 g	枸杞子 10 g
熟地黄 10 g	赤芍 15 g	盐杜仲 10 g
醋乳香 3 g	醋没药 3 g	细辛 3 g
盐补骨脂 10 g	当归 10 g	牛膝 10 g
附片 10 g （先煎）	狗脊 15 g	黄芪 15 g
鹿衔草 30 g	炒酸枣仁 30 g	党参 12 g
醋五味子 10 g	牡蛎 20 g （先煎）	

15 剂，每日 1 剂，水煎服，早午饭后温服。

二诊：2024 年 5 月 21 日。患者诉骶髂关节晨起疼痛较前改善，夜间僵痛已不明显，仍有眼干。纳可，眠差，易醒，易烦躁，大便成形、质黏，日行 1 次，小便调。舌红，苔黄腻，边有齿痕，脉沉滑。上方改醋乳香 6 g、醋没药 6 g、细辛 6 g，去鹿衔草，加醋龟甲 20 g （先煎）、炒白术 15 g、麦冬 15 g，余药不变。继服 15 剂。

3 个月后复诊，患者诉腰骶部疼痛未复发。

2. 治疗体会

本案患者为中青年男性，患强直性脊柱炎 3 年余，且有肾结石病史，*HLA-B27*（+），脾肾两虚为其关键病机。患者初诊时骶髂关节晨起僵硬，夜间僵痛影响睡眠，伴足跟痛、眼干症状，结合舌淡红、苔薄白，脉弦滑、尺沉的表现，中医辨证为脾肾亏虚证，治以补益脾肾，方中炙淫羊藿、菟丝子、枸杞子、熟地黄、盐杜仲、盐补骨脂、狗脊共用可补肾益精、强筋健骨，黄芪、党参健脾益气、扶正祛邪，以上诸药合用可同补脾肾，以治本虚之证；赤芍、醋乳香、醋没药、当归、牛膝有活血化瘀、通络止痛之功效，可改善局部气血不畅，缓解患者腰骶部的僵硬不适；附片大辛大热，细辛辛温，二者同用可温补肾阳、散寒止痛，改善患者阳虚寒凝之僵痛；炒酸枣仁、醋五味子、牡蛎具宁心安神之功效；鹿衔草有祛风湿、强筋骨之功。上方诸药合用，既补益脾肾治本，又活血散寒、通络止痛治标。二诊时，患者骶髂关节疼痛改善，仍有眼干、眠差、烦躁之症，故上方去鹿衔草，加醋龟甲、炒白术、麦冬滋阴健脾、宁心安神，余药不变，继服以巩固疗效。

（押玉珑）

第四节 干燥综合征验案分析

一、运脾生津法治疗燥痹合并关节痛验案

1. 诊疗经过

患者，女，62 岁。

初诊： 2023 年 9 月 25 日。

主诉： 口干、眼干 6 年余，伴双手多关节疼痛 2 月余。

现病史： 患者 2017 年秋季无明显诱因出现口干欲饮、双眼干涩，患者未予重视，未经治疗。2 月前患者症状加重伴双手对称性多关节疼痛，遂来就诊。刻下症：面色萎黄，口干咽干，饮不解渴，食馒头等干食需用水送服，眼睛干涩，偶有磨砂感，晨起眼角分泌物多，疲倦乏力，易急躁，急躁时常耳鸣如蝉，偶有双手对称性手指关节疼痛，休息后可自行缓解。纳一般，眠可，大便 1～2 日 1 行，质偏干。舌暗，中有裂纹，苔薄白，脉沉细。抗核抗体阳性滴度为 1∶1000，抗 SSA 抗体（3＋），抗 SSB 抗体（2＋），红细胞沉降率为 27 mm/h，C 反应蛋白为 13 mg/L。施墨试验（Schirmer 试验）结果为 2.4 mm/5 min。

西医诊断：干燥综合征。

中医诊断：燥痹（气阴两虚、瘀血阻络证）。

治法：益气养阴、运脾生津，佐以柔肝和血。

处方：

太子参 15 g	炒白术 12 g	天冬 30 g
麦冬 30 g	石斛 10 g	木香 15 g
醋香附 10 g	炒白芍 10 g	当归 10 g
川芎 10 g	柴胡 10 g	熟地黄 10 g
生甘草 10 g		

14 剂，每日 1 剂，水煎服，早晚分服。另嘱患者口服醋酸泼尼松龙片每次 5 mg，每日 1 次。同时嘱患者多饮水、注意口腔护理，避免对口腔黏膜造成物理性刺激等。

二诊：2023 年 10 月 9 日。患者关节疼痛稍微缓解，仍有口干、眼干，程度略有缓解，进干食仍需用水送服，乏力症状改善，近日心烦、失眠明显，纳谷不馨，小便可，便溏、泄泻。舌暗红，上有裂纹，苔薄白，脉弦细。上方加栀子 10 g、莲子心 10 g、炒山楂 15 g、炒麦芽 15 g、炒神曲 15 g，继服 14 剂，用法及注意事项同前，仍口服醋酸泼尼松龙片每次 5 mg，每日 1 次。

三诊：2023 年 11 月 12 日。患者诉病情稳定，间断服二诊方 30 剂，偶因天气变化出现口干欲饮、眼干、迎风流泪，纳可，眠安，大便调。舌暗，上有裂纹，苔白，脉弦细滑。上方去栀子、莲子心、炒山楂，加南沙参 30 g，继服 28 剂，用法及注意事项同前。醋酸泼尼松龙片改为每次 5 mg，隔日 1 次。

电话随访： 2023 年 12 月下旬。患者诉间断口服三诊处方治疗，口干、眼干症状减轻，基本不影响生活。嘱其不适随诊，定期复查，醋酸泼尼松龙片的用量减至每次 2.5 mg，隔日 1 次。

2. 治疗体会

本案患者 62 岁，天癸已竭，正气不足，病程 6 余年，望诊见面色萎黄，实为脾土不足之象；神疲乏力责之于气血亏虚，充养乏源；情绪烦躁乃为阴虚不能潜阳，燥火内扰；耳鸣如蝉提示累及元阴，肾失封蛰；舌暗提示瘀血内阻，脉象显示本病为虚实夹杂之证。故辨为气阴两虚、瘀血阻络证，治疗以益气养阴、运脾生津为法，佐以柔肝和血。方中以太子参、炒白术补益脾土，以资化源；以天冬、麦冬、石斛、熟地黄养阴生津，益肾填精，补阴亏之实；以炒白芍、当归、川芎活血化瘀，佐柴胡、醋香附疏解胶结之气，五药共用可活血通络、消肿散结；生甘草调和诸药。诸药合用，健脾充肾。二诊时临床获效显著，效不更方，在原方的基础上随症加减，患者心烦失眠，予栀子、莲子心清心除烦，二药微有苦寒之性而无大寒之弊，合用可使清心除烦安神之功倍增；同时予炒山楂、炒麦芽、炒神曲健脾助运。三诊时诸症好转，减清心火之药物，避免过用伤正，增加南沙参以加重滋阴力量。经 3 次调方治疗后患者病情明显改善，后期随访诉间断服药，无特殊不适。

二、从燥湿互结论治燥痹验案

1. 诊疗经过

患者，男，44 岁。

初诊：2023 年 5 月 25 日。

主诉：口干、眼干 5 年余。

现病史：患者 5 年前因口干、眼干、鼻干，于当地医院查抗核抗体阳性滴度为 1∶1280，唇腺病理活检提示符合干燥综合征，免疫球蛋白 IgG 水平为 890 mg/dl，确诊为原发性干燥综合征，予硫酸羟氯喹，每次 0.2 g，每天 2 次，口服。患者诉服药后口干、眼干症状未缓解，现为求进一步治疗遂来就诊。刻下症：口干，干而欲饮，饮水量明显增加，进干食需水送服，眼干，眼部有异物感，鼻干，晨起常觉喉间有黏痰，色白易咳出，情绪低落、抑郁。纳可，眠差，入睡困难，多梦，小便可，大便黏腻，每日 1 次。舌淡暗，苔白略干，脉沉细。

西医诊断：干燥综合征。

中医诊断：燥痹（燥湿互结证）。

治法：健脾化湿、养阴润燥。

处方：

生地黄 12 g	茯苓 15 g	麸炒白术 10 g
炒白扁豆 15 g	百合 10 g	桑叶 10 g
桑白皮 15 g	芦根 10 g	白茅根 10 g

柴胡 10 g   枳壳 10 g   木香 10 g

炒白芍 10 g   甘草 12 g

14 剂，每日 1 剂，水煎服，早晚分服。另予安神代茶饮方（酸枣仁 10 g、玄参 10 g），代茶饮，不拘时服。

二诊：2023 年 6 月 13 日。患者眼干、口干、鼻干症状较前缓解，咳痰减轻，无盗汗，无关节疼痛，怕冷。纳可，眠差，需药物辅助睡眠，小便调，大便每日 1 ~ 2 次，偶质黏。舌淡红，苔白，脉沉细。上方加黄芪 10 g、当归 15 g，14 剂，煎服法同前。

三诊：2023 年 7 月 8 日。患者口干、眼干、鼻干症状已不明显，晨起咳痰缓解。舌淡红，苔白，脉沉细。治法同前，上方去黄芪、当归，加北沙参 10 g，14 剂，煎服法同前。

2. 治疗体会

本案患者中年发病，《素问·阴阳应象大论》云"年四十而阴气自半"，患者素禀脾虚之体，复因饮食失节损伤中州，致脾运失司，水谷不化精微反生痰湿。痰浊阻滞三焦气机，一则阻遏津液输布而化生内燥，发为口干、眼干、鼻干；二则流注关节则痛，客于肌腠则肢冷，上贮于肺则咳痰咯唾。证属本虚标实，治当健脾化湿与养阴润燥并施。

方中以生地黄、茯苓为君药，生地黄直入少阴滋水涵燥，茯苓健运太阴通阳利湿，二者相伍暗合"燥湿相济"之妙。辅以麸炒白术、炒白扁豆培土制水，百合润金宁神。妙用桑叶为佐，既取疏风明目之功，又借其轻清透达之性，导内郁之热从卫分而解。桑白皮合芦根、白茅根组成清金润燥组合，使肺气清肃而痰热自降。针对肝郁气滞之机，取四逆散枢转气机，柴胡升发春生之气，枳壳降泄壅滞，炒白芍、甘草缓急和中，令木土和谐、三焦通利；再配以木香，更添行气之力，又增健脾之功。辅以安神代茶饮，养心阴而清虚烦。二诊、三诊时患者痰湿阻滞症状渐轻，循序增黄芪、当归、北沙参等气阴双补之品。全方紧扣"运脾化浊以开源，养阴润燥以济涸"之旨，使中焦健运而津液四布，燥痹自除。

（张馨文）

第五节　银屑病关节炎验案分析

五味消毒饮合方治疗银屑病关节炎验案

1. 诊疗经过

患者，女，32岁。

初诊：2023年6月15日。

主诉：多发红斑3年余，加重伴关节疼痛1年。

现病史：患者在3年前被诊断出患有银屑病，起初仅在肘部和膝部出现少量红斑鳞屑皮疹，通过外用药物治疗后病情有所控制。但在1年前，患者逐渐感觉双手小关节疼痛，尤其是在晨起时，关节僵硬感明显，活动后稍有缓解。此后，疼痛逐渐蔓延至腕关节、踝关节，严重影响日常活动。曾自行服用非甾体抗炎药，症状虽有短暂缓解，但停药后复发。刻下症：患者头皮、四肢伸侧可见多处红斑，红斑边界清晰，上覆较厚鳞屑，瘙痒明显。双侧近指间关节、腕关节、踝关节红肿热痛，屈伸受限，晨僵持续约3小时，伴有发热，体温37.8 ℃，口渴喜冷饮。大便干结，3日未行，小便短赤。舌红，苔黄腻，脉滑数。

西医诊断：银屑病关节炎。

中医诊断：痹证（血热毒盛、痹阻经络证）。

治法：清热凉血解毒，通络止痛。

处方（五味消毒饮合犀角地黄汤加减）：

金银花20 g	野菊花15 g	蒲公英20 g
紫花地丁15 g	紫背天葵子15 g	水牛角30 g (先煎)
生地黄20 g	赤芍15 g	牡丹皮15 g
秦艽20 g	桑枝20 g	络石藤15 g
延胡索15 g		

7剂，每日1剂，水煎服，早晚分服。

二诊：2023年6月22日。患者发热症状消失，体温恢复正常，关节疼痛稍有缓解，晨僵时间缩短至2小时左右，大便已行，但仍干结，皮肤依旧瘙痒。舌红，苔黄，脉滑数。上方去水牛角，加生大黄6 g（后下）以增强清热通便之力，加刺蒺藜15 g、地肤子15 g以加强祛风止痒效果，续服14剂。

三诊：2023年7月6日。患者关节红肿明显减轻，疼痛显著缓解，晨僵基本消失，皮肤红斑颜色变淡，鳞屑减少，瘙痒明显减轻。大便正常。舌红，苔薄黄，脉滑。效不更方，继续服用原方21剂以巩固疗效。

经过一段时间的治疗及随访，患者关节疼痛未再复发，皮疹基本消退，仅留少许色素沉着，关节活动自如，生活质量得到显著提高。

2. 治疗体会

本案患者以皮肤红斑、鳞屑，关节红肿热痛、晨僵为主要表现，结合发热、口渴、便干、尿赤等全身症状，以及舌红苔黄腻、脉滑数的舌脉象，辨证为血热毒盛、痹阻经络证。方中金银花、野菊花、蒲公英、紫花地丁、紫背天葵子组成五味消毒饮，清热解毒之力较强，可有效清除体内热毒；水牛角（代犀角）、生地黄、赤芍、牡丹皮构成犀角地黄汤，有清热凉血、散瘀解毒之功，直折血分热毒，同时防止瘀血停滞。另加秦艽、桑枝、络石藤祛风通络止痛，改善关节症状；延胡索活血行气止痛，增强止痛效果。

二诊时，根据患者症状变化调整用药，去水牛角以防寒凉太过，加生大黄以增强清热通便之功，使热毒从大便而解；加刺蒺藜、地肤子以加强祛风止痒之力，缓解皮肤症状。三诊时，患者症状明显改善，继服原方巩固治疗，以达到更好的治疗效果。

（杜杰扬）

第六节　产后风湿验案分析

一、产后多关节冷痛验案

1. 诊疗经过

患者，女，35 岁。

初诊：2023 年 9 月 2 日。

主诉：产后多关节冷痛 4 月余。

现病史：患者于 2023 年 1 月 18 日经剖宫产手术产下 1 男婴（头胎），产程顺利，恶露 40 天净，现月经未复潮。母乳不足，混合喂养。患者因产褥期受凉而出现全身多关节针刺样疼痛，遇冷加重，屈伸不利，以手部关节及膝关节明显。刻下症：手部关节晨起僵硬，持续 5 分钟，活动后可自行缓解，畏风，畏寒，虚汗多，汗出后症状加重，伴有脱发，耳鸣，心情焦虑。食欲可，睡眠差，入睡困难，多梦。舌紫暗、胖大、边有齿痕，苔厚腻，舌下络脉迂曲，脉沉细。常规检查及风湿专科检查均无异常。

中医诊断：产后痹（脾肾亏虚、风寒阻络证）。

治法：祛风除痹，健脾补肾。

处方：

桑寄生6 g	杜仲6 g	牛膝6 g
熟地黄10 g	当归10 g	川芎12 g
炒白芍15 g	补骨脂10 g	骨碎补10 g
附子9 g（先煎）	栀子15 g	淡豆豉10 g
茯苓15 g	炙甘草10 g	太子参12 g
五味子8 g	酸枣仁15 g	煅龙骨30 g（先煎）
黄芩8 g	乌梢蛇10 g	

14剂，每日1剂，水煎服，早晚分服。

另给予患者精神支持和心理疏导，并嘱患者适当运动，避风寒。嘱患者自制艾绒护膝，日常佩戴以温阳、防风、驱寒。嘱患者多喝牛奶，多晒太阳。

二诊：2023年9月24日。患者关节冷痛症状较前减轻，肩关节、膝关节疼痛稍明显，焦虑状态缓解。予上方去骨碎补，加鹿角胶8 g，附子改为10 g，补骨脂改为15 g，继服28剂。

三诊：2023年11月1日。患者关节症状及情绪较前明显改善，继服药。

2. 治疗体会

本案患者产后 8 个月，肾精虚损，正气不足，血海空虚，乳汁化源不足；气血亏虚亦导致肾精亏损，故出现腰膝酸软，肾阳不足，又遇风寒之邪，致关节冷痛。桑寄生、杜仲、牛膝为补肝肾强筋骨要药，且桑寄生可外祛风湿之邪，牛膝能活血通脉，兼顾肾本与表邪。熟地黄、当归、川芎、炒白芍固基础气血，补血活血，动静相伍，契合产妇"多虚多瘀"的病理特点，补血但不滞血，行血而不伤血。另外当归补血活血、炒白芍养血柔肝，均能令血足、肝得以柔。关节冷痛，补骨脂、骨碎补相伍，补骨脂温肾助阳，骨碎补补肾强骨兼活血止痛，合用更添强肾壮骨之效。附子外可除皮毛表寒，里可达下元温肾阳，通达周身血脉。因患者处于焦虑状态，有心悸，故予栀子豉汤入心胸清透郁热以除烦，开壅散满而和胃；酸枣仁养心补肝，宁心安神，煅龙骨镇悸安神，合栀子豉汤共同改善患者焦虑情绪。茯苓、炙甘草、太子参、五味子益气健脾，补肾宁心。黄芩清热祛湿，防补药过于温热。乌梢蛇祛风通络，为治关节不利要药。全方以益肾强骨为主，补益气血，兼顾心、肝，结合心理疏导调整患者心理状态，故而取得较好的疗效。二诊时患者症状均较前缓解，唯肩关节、膝关节疼痛仍明显。改附子为 10 g，进一步加强散寒止痛助阳的功效。改补骨脂为 15 g，去骨碎补，加鹿角胶，充肾气，运阳气，直补肾阳，起到加强温补肝肾，同时巩固益精养血的功用。基本维持原方立意，巩固疗效。

二、产后多汗验案

1. 诊疗经过

患者，女，30 岁。

初诊：2021 年 8 月 4 日。

主诉：产后多汗 3 月余。

现病史：患者于 2021 年 5 月 2 日顺产分娩 1 女婴（第二胎），产程不顺利，出血量较大，约 900 ml，恶露 40 余天净，现月经未复潮。母乳不足，纯奶粉喂养。产后至今易出汗。刻下症：动辄汗出，汗出沾湿衣物，白天较甚，汗出后明显畏风畏寒。自觉心情烦躁。纳眠可，大便干，2 日 1 行，排便困难，小便可。面色萎黄，舌淡，苔薄白，脉细滑。血常规、肝功能、肾功能、雌激素、甲状腺功能未见明显异常。

中医诊断：产后痹（气血两虚、营卫不和证）。

治法：养血益气，调和营卫。

处方：

当归 12 g	川芎 15 g	炒白芍 15 g
熟地黄 12 g	黄芪 30 g	党参 10 g
陈皮 10 g	茯苓 15 g	浮小麦 30 g
炒白术 15 g	五味子 6 g	桂枝 10 g
防风 10 g	山茱萸 15 g	生甘草 10 g

14 剂，每日 1 剂，水煎服，早晚分服。

给予患者精神支持和心理疏导，并嘱患者适当运动，避风寒，遵循补钙方案，多喝牛奶，多晒太阳，禁止汗蒸。

二诊：2021 年 8 月 18 日。患者汗出较前减少，畏风畏寒减轻，母乳量增加，疲劳感减轻，纳可，入睡困难，排便困难减轻，小便调。予上方去山茱萸，加酸枣仁 10 g、石菖蒲 10 g、远志 10 g，28 剂。

三诊：2021 年 9 月 15 日。患者汗出较前减少，畏风畏寒明显缓解，无明显乏力、疲劳感，情绪稳定。睡眠较前改善，二便调。继予上方 28 剂。

2. 治疗体会

本案患者为青年女性，产后持续汗出不止，伴畏风畏寒、乏力，实验室检查未见明显异常，属于中医产后痹范畴，结合面色萎黄、乏力、畏风、母乳量少、排便困难、舌淡、苔薄白、脉细滑等，证属气血两虚、营卫不和。方用八珍汤合黄芪桂枝五物汤加减，方中熟地黄、当归、炒白芍、川芎养血活血，黄芪、党参益气固表，茯苓、炒白术、生甘草补中，陈皮理气健脾，桂枝温通经脉，并与炒白芍配伍调和营卫，浮小麦、山茱萸、五味子收涩止汗，佐以防风祛风湿，诸药合用，共奏养血益气、调和营卫、固表止汗之效。二诊时患者汗出症状改善，但眠差，加用酸枣仁、石菖蒲、远志养心安神。三诊时诸症减轻，效不更方。

三、产后手关节疼痛验案

1. 诊疗经过

患者，女，26 岁。

初诊：2021 年 3 月 28 日。

主诉：产后双手多关节疼痛 1 年。

现病史：患者于 2020 年 4 月 29 日顺产分娩 1 女，产后 20 天出现左侧手关节疼痛，后发展为双侧手关节疼痛，曾用中药泡洗，效果不佳，产后 1 个月汗蒸 2 次。现双侧手关节冷痛，受风寒后疼痛明显，双足趾关节疼痛，双侧膝关节受凉后有刺痛感，畏风寒明显，手足逆冷，乏力，汗多。眠差，夜间多梦，纳可，二便调。舌淡暗，苔薄白，边有齿痕，脉沉细无力。红细胞沉降率、抗角蛋白抗体、抗环瓜氨酸肽抗体、抗核周因子抗体均未见明显异常。

中医诊断：产后痹（肾虚卫气失固证）。

治法：补肾固卫。

处方：

炙淫羊藿 15 g	菟丝子 10 g	熟地黄 12 g
酒山茱萸 15 g	细辛 3 g	附片 9 g
补骨脂 10 g	盐杜仲 10 g	牛膝 10 g
煅龙骨 30 g	煅牡蛎 30 g	鹿衔草 30 g
生黄芪 15 g	当归 15 g	

14 剂，每日 1 剂，水煎服，早晚分服。

二诊：2021 年 4 月 14 日。患者双侧手关节疼痛减轻，双侧膝关节疼痛明显好转，周身冰冷，畏风寒，纳可，眠差，易醒，多梦较前改善，二便调。舌淡暗，苔白，边有齿痕，脉沉细滑。予上方加酸枣仁 24 g、巴戟天 15 g，细辛改为 5 g。继服 14 剂，每日 1 剂。

三诊：2021 年 4 月 29 日。患者关节疼痛明显好转，周身冰冷、畏风寒减轻，纳可，睡眠较前改善，二便调。舌淡暗，苔白，脉沉细。效不更方，嘱患者继服上方 14 剂，定期复诊，逐渐减药，并嘱患者继续补钙，适当运动，注意保暖，保证睡眠。

2. 治疗体会

本案患者为年轻女性，产后发病，气血大量耗伤，导致卫表不固，又产后 1 个月内汗蒸 2 次，更耗伤卫气，卫气亏损、卫阳不固是其重要病机。初诊时双侧手关节冷痛，双侧足趾关节疼痛，双侧膝关节受凉后有刺痛感，畏风寒明显，手足逆冷，汗多，眠差，夜间多梦，舌淡暗，苔薄白，边有齿痕，脉沉细无力。中医辨证为肾虚卫气失固证，治宜补肾固卫。方中炙淫羊藿、补骨脂温肾助阳；菟丝子、熟地黄、酒山茱萸补肾填精、滋养卫气；细辛助附片扶阳温肾、固护卫气；盐杜仲、牛膝可补下焦、强筋骨；鹿衔草祛风湿、强筋骨；煅龙骨、煅牡蛎相配重镇安神，并少佐生黄芪、当归以益气补血。二诊时患者仍畏风寒、眠差，加酸枣仁以敛气安神，加巴戟天，与炙淫羊藿相须为用，并将细辛改为 5 g。三诊时诸症改善，效不更方。

（朱　珂）

第七节　肢体疼痛验案分析

一、桂枝加葛根汤加减治疗颈痛验案

1. 诊疗经过

患者，女，40 岁。

初诊： 2023 年 3 月 15 日。

主诉： 颈项僵硬、疼痛伴右上肢麻木 1 年余，加重 1 周。

现病史： 患者长期伏案备课，近 1 年颈肩部反复酸胀、疼痛，遇风寒加重，曾接受针灸、推拿治疗，症状暂缓但易复发。1 周前因夜卧受凉，颈项强痛加剧，转侧困难，右上肢麻木放射至指尖。刻下症：颈椎生理曲度变直，C4～C6 棘突旁压痛（＋），右侧臂丛神经牵拉试验（±），旋颈试验（＋）。颈项强痛，头痛连及后枕，恶风汗少，纳眠尚可，二便调。舌淡红，苔薄白，脉浮缓。颈椎 X 线片示颈椎生理曲度变直，

C4～C6 椎体后缘骨质增生。

西医诊断：颈椎病（神经根型）。

中医诊断：项痹（风寒痹阻、营卫不和、经气不利证）。

治法：解肌祛风，调和营卫，生津舒筋。

处方（桂枝加葛根汤加减）：

桂枝 12 g	白芍 15 g	葛根 30 g （先煎）
生姜 9 g	大枣 6 枚	炙甘草 6 g
木瓜 12 g	姜黄 6 g	羌活 10 g
威灵仙 15 g	鸡血藤 20 g	当归 9 g

7 剂，葛根先煎 30 分钟，后放入余药，水煎取汁 300 ml，早晚分服。

二诊：2023 年 3 月 22 日。患者颈项僵痛明显减轻，右上肢麻木稍缓，头痛消失，仍感恶风。原方加黄芪 15 g、防风 10 g，固表祛风，继服 7 剂。

三诊：2023 年 3 月 29 日。患者颈项活动自如，麻木偶发，舌脉正常。去羌活、威灵仙，加杜仲 15 g、桑寄生 20 g 以补益肝肾，巩固疗效。续服 14 剂后诸症悉无。随访 3 月未见复发。

2. 治疗体会

本案紧扣"项背强几几"的主症，以桂枝汤调和营卫、解肌发表，重用葛根生津舒筋，以缓解项背拘急。《伤寒论》云："太阳病，项背强几几，反汗出恶风者，桂枝加葛根汤主之。"恰合风寒袭表、经气不利之机。临证用药时需辨寒热，重引经，防复发：若见舌红、苔黄、口干、便秘等热象，需去桂枝、生姜，加石膏、忍冬藤清热通络；上肢麻木者加姜黄、桑枝，下肢沉重者加牛膝、独活，引药直达病所；后期需辅以补肝肾、强筋骨之品（如杜仲、骨碎补），配合颈部功能锻炼，标本同治。桂枝加葛根汤治疗颈椎病，贵在"通""和"二字：通太阳经气，和营卫阴阳。然临证需审因度势，或兼祛湿，或佐活血，方能以古方疗今疾，彰显仲景学术思想的生命力。

二、清热除湿法治疗腰痛验案

1. 诊疗经过

患者，女，53 岁。

初诊：2023 年 7 月 8 日。

主诉：腰痛 2 年，加重 1 天。

现病史：患者于 2 年前无明显诱因出现腰部疼痛、沉重，伴活动受限，不能俯仰，自行服止痛药后可稍缓解。天气变化及久坐后加重，全身酸重，易疲劳乏力。腰部无压痛，影像学检查未见明显骨性结构变化。刻下症：两侧腰部交替出现酸重、疼痛，屈伸不利，活动后减轻。纳可，寐安，大便秘结，2 日 1 次，小便黄赤。舌红，苔薄黄，脉滑数。

西医诊断：腰痛。

中医诊断：腰痛（肾虚、湿热痹阻证）。

治法：补肾强腰，清热利湿。

处方（腰痛方加减）：

关黄柏 12 g	麸炒苍术 15 g	川牛膝 15 g
生薏苡仁 20 g	三七 10 g	附片 10 g
绵萆薢 20 g	盐补骨脂 10 g	蜈蚣 2 g
党参 15 g	豨莶草 30 g	生白术 10 g

14 剂，每日 1 剂，水煎服，早晚温服。嘱患者服药后取微汗，避风寒，注意保暖。

二诊：2023 年 7 月 23 日。患者服药后腹中肠鸣，14 剂服完后腰痛减轻，未复发，现纳、寐安，仍有疲劳、乏力。原方去蜈蚣、绵萆薢，加黄芪 20 g、茯苓 15 g，生白术改为 15 g，继服 14 剂。

三诊：2023 年 8 月 7 日。患者腰痛未复发，舌脉正常，二便通利。嘱患者避免久坐，节制饮食，变化随诊。

2. 治疗体会

本案患者因先天禀赋不足，加之劳逸失调，后天损伤脾肾，久坐伤络，又感受触冒湿热之邪，留滞经络，发为腰痛。腰为肾之府，湿热留置肾脏则发为腰痛。《金匮要略》中"风湿相搏，骨节疼烦，掣痛不得屈伸，近之则痛剧"描述了湿热痹痛的特点。此腰痛方为曹炜教授治疗湿热腰痛的经验方之一，由四妙散化裁而来。四妙散源自《丹溪心法》，是治疗湿热下注、筋骨疼痛的经典方剂，具有清热燥湿、舒筋活络的功效。曹炜教授在此基础上加绵萆薢、豨莶草、蜈蚣等祛湿通络，三七、附片止痛，加盐补骨脂补肾填精，加党参、生白术、生薏苡仁健脾除湿，上述药物共奏清利湿热、舒筋通痹、健脾益肾之功效。二诊时患者诉疲劳乏力、腹中肠鸣，提示湿邪渐去但气虚未完全恢复，故加用黄芪、茯苓，并增加生白术用量，以补气健脾，气行则水行，从而巩固疗效，预防腰痛复发。

三、益气养血法治疗膝痹验案

1. 诊疗经过

患者，女，74岁。

初诊：2024年12月11日。

主诉：双侧膝关节疼痛10余年，加重1周。

现病史：患者10年前爬山后出现双侧膝关节疼痛，于当地就诊，诊断为"膝骨关节炎"，经针刺等治疗后缓解。10年来间断发作，劳累或受凉后加重，或伴活动不利。刻下症：双侧膝关节疼痛，无明显红肿，下蹲及上下楼梯时疼痛明显，阴雨天症状加重，劳累后病情易反复。纳可，寐可，大便每日2次，质黏，时不成形，小便调。舌淡暗，苔腻，脉沉细。双侧磨髌试验（＋）。双侧膝关节正侧位X线片示膝骨关节炎。

西医诊断：膝骨关节炎。

中医诊断：膝痹（气血亏虚、痰瘀痹阻证）。

治法：补益气血，祛痰化瘀。

处方：

党参 10 g	黄芪 15 g	当归 12 g
炒白芍 12 g	生地黄 12 g	川芎 15 g
生白术 10 g	茯苓 15 g	炙甘草 6 g
桂枝 10 g	附片 9 g	清半夏 9 g
陈皮 10 g	醋五味子 10 g	麸炒枳实 10 g
赤小豆 15 g		

14 剂，每日 1 剂，水煎服，早晚分服。

二诊：2024 年 12 月 25 日。患者双侧膝关节疼痛缓解，无力感减轻，远距离行走、负重及上下楼梯时仍觉隐痛，劳累后症状加重。纳可，寐可，大便每日 1 次，小便调。舌淡暗，脉沉细。在上方基础上去清半夏、陈皮，加杜仲 12 g、秦艽 9 g，继服 14 剂。

三诊：2025 年 1 月 8 日。患者双侧膝关节疼痛明显缓解。每日早晚锻炼行走不受影响，上下多层楼梯时偶有左侧膝关节隐痛，阴雨天、劳累时症状加重不甚。纳可，寐可，二便调。舌淡，苔薄，脉细滑。在上方基础上去赤小豆、醋五味子，继服 14 剂。

2. 治疗体会

本案患者系年老体虚、痰瘀为患所致痹病，病位在筋骨关节，病属虚实夹杂。患者有痛风病史多年，因痰湿为患，化热生瘀，阻滞筋骨关节，气血运行不畅。痛风病程日久，损伤脾肾，致使脾肾亏虚。湿与热搏，注于下肢，故出现膝关节疼痛；湿与阴合，故阴雨天、劳累时症状加重明显；遇劳累病情反复乃脾肾虚损、不能御邪之故；大便不成形、质黏为脾虚湿阻表现；舌脉亦提示气血亏虚、痰瘀痹阻之象。结合"双元"理论，当以补益气血、祛痰化瘀为先导，祛除有形之邪，兼顾扶助正气，气血顺调、脉络通畅，诸症自消。

（杨宏宇　赵珈禾　彭九程）

参考文献

［1］ 王承德，沈丕安，胡荫奇．实用中医风湿病学［M］．北京：人民卫生出版社，2009．

［2］ 王义军，唐先平．胡荫奇治疗风湿病临证精要［M］．北京：人民卫生出版社，2016．

［3］ 国家中医药管理局医政司．22 个专业 95 个病种中医临床路径（合订本）［M］．北京：中国中医药出版社，2010．

［4］ 王承德，姜泉．风湿病中医临床诊疗丛书：类风湿关节炎分册［M］．北京：中国中医药出版社，2020．

［5］ 徐蕾．干燥综合征防治 123 问［M］．北京：人民军医出版社，2015．

［6］ 胡荫奇，唐先平．简明中西医结合风湿病学［M］．北京：科学技术文献出版社，2009．

［7］ 王承德．风湿病中医临床诊疗丛书：成人斯蒂尔病分册［M］．北京：中国中医药出版社，2019．

［8］ 曹洪欣．温病大成：第 2 册［M］．福州：福建科学技术出版社，2007．

［9］ 国家市场监督管理总局，国家标准化管理委员会．中医临床诊疗术语：第 1 部分　疾病：GB/T 16751.1—2023［S］．北京：中国标准出版社，2023．

［10］ 黄世敬，尹颖辉．论"虚气流滞"［J］．北京中医药大学学报，

1996（6）：22－24.

［11］金雨静，黄世敬，王永炎.“虚气留滞”病机理论的考证与发挥［J］.中华中医药杂志，2024，39（12）：6310－6318.

［12］贾元萍，李园，丁霞.基于国医大师路志正“十八字诀”探讨慢性胃炎“炎癌转化”的中医药防治［J］.北京中医药大学学报，2024，47（6）：792－796.

［13］路玫，秦庆广，金玉晶，等.“路氏八段锦”功法及其机理分析［J］.光明中医，2009，24（11）：2084－2086.

［14］宋竖旗，李灿，冯兴华.冯兴华痹症“贵肝”学术思想探析［J］.中国中医基础医学杂志，2017，23（1）：49－50.

［15］刘宏潇，冯兴华.冯兴华治痹十法［J］.中医杂志，2013，54（22）：1905－1907.

［16］曹炜，何夏秀，葛琳，等.冯兴华运用四神煎治疗类风湿关节炎经验［J］.中国中医药信息杂志，2008（5）：91－92.

［17］王承德.论扶正培本法在痹证治疗中的重要意义［D］.北京：中国中医研究院，1984.

［18］沙正华.王承德教授学术思想与临床经验总结及辨治燥痹规律和用药经验的研究［D］.北京：北京中医药大学，2016.

［19］李露，杨越，张解玉，等.从“脾肾靶效应”浅论中医药治疗类风湿关节炎的思路［J］.世界中西医结合杂志，2021，16（4）：777－780.

［20］袁博，曹炜，张解玉，等.基于“虚、痰瘀、毒”论治类风湿关节炎［J］.中国中医药信息杂志，2022，29（5）：140－143.

［21］《中成药治疗优势病种临床应用指南》标准化项目组.中成药治疗

类风湿关节炎临床应用指南（2022 年）［J］．中国中西医结合杂志，2023，43（3）：261 - 273.

［22］张子旋，曹炜，张解玉，等．基于"一体两翼，疏调气机"理论探讨类风湿关节炎的治疗［J］．湖北中医药大学学报，2022，24（3）：53 - 56.

［23］崔玮璐，袁博，杨越，等．从"肾与三焦相通"论治类风湿关节炎［J］．吉林中医药，2021，41（9）：1129 - 1133.

［24］赵鑫，谢志军，袁博，等．基于"主客交"理论探讨系统性红斑狼疮的中医病机证治［J］．江苏中医药，2022，54（12）：31 - 34.

［25］张婉瑜，刘宏潇．冯兴华辨治系统性红斑狼疮经验［J］．中医杂志，2011，52（22）：1903 - 1905.

［26］刘玉培，陈红，冯小姣．中医护理在系统性红斑狼疮患者中的价值［J］．实用中医内科杂志，2023，37（4）：103 - 105.

［27］逯桂芬．系统性红斑狼疮患者的心理护理及饮食护理的重要性［J］．中国实用医药，2014，9（21）：232 - 233.

［28］周文超．系统性红斑狼疮患者的日常生活护理［N］．医药养生保健报，2024 - 03 - 23（017）．

［29］姜维卓，张瑞霞．浅谈系统性红斑狼疮的中医特色护理经验［J］．中国中医药现代远程教育，2023，21（17）：168 - 170.

［30］何素英，何桂娟，卢桂芳，等．自制可宁汤对 SLE 口腔黏膜损伤口腔护理的临床观察［J］．浙江中医药大学学报，2015，39（5）：409 - 411.

［31］田新平，赵久良，李梦涛，等．《2022 中国系统性红斑狼疮患者生

殖与妊娠管理指南》解读［J］. 协和医学杂志，2023，14（3）：504－513.

［32］赵鑫，杜杰扬，李晓旭，等. 运用"主客交"理论探讨难治性痛风的因机证治［J］. 江苏中医药，2024，56（9）：38－41.

［33］徐东，朱小霞，邹和建，等. 痛风诊疗规范［J］. 中华内科杂志，2023，62（9）：1068－1076.

［34］杨丽华，刘晓丽，蒋雅琼，等. 我国痛风的患病率及危险因素［J］. 医学研究杂志，2019，48（12）：4－6，10.

［35］徐强，戈海青，王晓军，等. 藤类药物在风湿病中的应用现状［J］. 新中医，2013，45（10）：124－127.

［36］赵蕊，周学平，周仲瑛. 周仲瑛从湿热浊毒入络论治难治性痛风［J］. 中医杂志，2022，63（13）：1215－1218，1222.

［37］王佳佳，周杰，段延萍，等. 张炳厚教授治疗难治性痛风的临床经验［J］. 中国医药导报，2018，15（3）：142－144，149.

［38］杨家熙，寇秋爱. 基于浊毒理论辨治难治性痛风［J］. 中国中医药信息杂志，2022，29（10）：143－146.

［39］刘宏潇，姜泉，罗成贵，等. 强直性脊柱炎病证结合诊疗指南（2024）［J］. 中医杂志，2024，65（17）：1839－1848.

［40］徐愿，罗静，韩曼，等. 中医药治疗风湿免疫领域临床优势病种的探讨［J］. 中国实验方剂学杂志，2022，28（9）：198－204.

［41］石金杰，刘宏潇. 强直性脊柱炎中医辨证论治概述［J］. 辽宁中医杂志，2023，50（12）：249－252.

［42］韩曼，姜泉，唐晓颇，等. 基于国医大师路志正"燥湿互济"学术思想论干燥综合征中医辨治［J］. 中华中医药杂志，2024，39

（2）：770－774.

［43］何加乐，周新尧，李达，等. 基于叶桂"上燥治气，下燥治血"理论探讨干燥综合征的发病与辨治［J］. 中医杂志，2023，64（23）：2401－2406.

［44］姜泉，周新尧，唐晓颇，等. 干燥综合征病证结合诊疗指南［J］. 中医杂志，2024，65（4）：434－444.

［45］赵敏，杨元斐. 胡荫奇治疗风湿性多肌痛经验［J］. 中国中医基础医学杂志，2017，23（11）：1642－1643.

［46］王伟杰，姜泉. 硬皮病中医辨治体会［J］. 中医杂志，2014，55（23）：2052－2054.

［47］朱小霞，李芹，王悦，等. 成人斯蒂尔病诊疗规范［J］. 中华内科杂志，2022，61（4）：370－376.

［48］李元浩，陈彦飞，秦伟凯，等. 中医"筋"的解剖实质探析［J］. 陕西中医，2019，40（3）：374－377.

［49］王兆星，董福慧. 正常人的软组织张力测定［J］. 中国骨伤，2004，17（1）：17－19.

［50］李鸿泓. 基于破骨细胞分化调节通路 OPG/RANKL 探讨补肾健脾方治疗骨质疏松症的作用机理［D］. 北京：中国中医科学院，2013.

［51］王晓磊，别还兵，张传清. 补肾健脾、养胃活血法治疗原发性骨质疏松性骨痛 33 例［J］. 中国中医急症，2013，22（4）：623－624.

［52］魏志敏. 左归丸加减联合钙剂治疗肝肾阴虚型骨质疏松症近期临床疗效分析［D］. 成都：成都中医药大学，2015.

[53] 李兴明. 运用肝肾同源理论治绝经后骨质疏松症的探讨 [D]. 广州: 广州中医药大学, 2009.

[54] 李恩, 孔德娟, 杨学辉, 等. 补肾方药对骨质疏松防治的实验研究 [J]. 中国骨质疏松杂志, 2002, 8 (2): 73 - 77.

[55] 刘庆思, 陈仲泽, 李小侬. 骨康胶囊治疗绝经后骨质疏松症 65 例疗效观察 [J]. 新中医, 1995, 27 (10): 31 - 32.

[56] 韩艳, 刘娜, 吴春雷, 等. 唑来膦酸配合补肾活血方治疗绝经后骨质疏松临床分析 [J]. 中华全科医学, 2015, 13 (3): 402 - 404.

[57] 果彤, 曹炜, 燕美彤, 等. 曹炜论治产后痹特色探析 [J]. 中国中医基础医学杂志, 2020, 26 (5): 598 - 600.

[58] 杨越, 葛琳, 袁博, 等. 从"诸寒收引, 皆属于肾"探讨产后痹症的治疗 [J]. 中国中医基础医学杂志, 2023, 29 (3): 495 - 497.

[59] 中华医学会骨科学分会脊柱外科学组, 中华医学会骨科学分会骨科康复学组. 腰椎间盘突出症诊疗指南 [J]. 中华骨科杂志, 2020, 40 (8): 477 - 487.

[60] BERGAMASCO A, HARTMANN N, WALLACE L, et al. Epidemiology of systemic sclerosis and systemic sclerosis-associated interstitial lung disease [J]. Clin Epidemiol, 2019, 11: 257 - 273.

[61] MORAND E F, FURIE R, TANAKA Y, et al. Trial of anifrolumab in active systemic lupus erythematosus [J]. New England Journal of Medicine, 2020, 382 (3): 211 - 221.

[62] MORRISROE K, STEVENS W, SAHHAR J, et al. The clinical and

economic burden of systemic sclerosis related interstitial lung disease [J]. Rheumatology, 2020, 59 (8): 1878 – 1888.

[63] STEEN V D, MEDSGER T A. Changes in causes of death in systemic sclerosis, 1972—2002 [J]. Ann Rheum Dis, 2007, 66 (7): 940 – 944.

[64] ELHAI M, MEUNE C, BOUBAYA M, et al. Mapping and predicting mortality from systemic sclerosis [J]. Ann Rheum Dis, 2017, 76 (11): 1897 – 1905.

[65] DEYO R A, MIRZA S K. CLINICAL PRACTICE. Herniated lumbar intervertebral disk [J]. N Engl J Med, 2016, 374 (18): 1763 – 1772.

[66] HOY D G, SMITH E, CROSS M, et al. The global burden of musculoskeletal conditions for 2010: an overview of methods [J]. Ann Rheum Dis, 2014, 73 (6): 982 – 989.

[67] SALEEM S, ASLAM H M, REHMANI M A, et al. Lumbar disc degenerative disease: disc degeneration symptoms and magnetic resonance image findings [J]. Asian Spine J, 2013, 7 (4): 322 – 334.

[68] YURAC R, ZAMORANO J J, LIRA F, et al. Risk factors for the need of surgical treatment of a first recurrent lumbar disc herniation [J]. Eur Spine J, 2016, 25 (5): 1403 – 1408.